父母懂调理，孩子吃饭香、身体棒、少生病

全国
名老中医继承人
好大夫网口碑盛赞

儿科专家
张巨明

张巨明 ◎著

湖南科学技术出版社 博集天卷 CS-BOOKY

图书在版编目（CIP）数据

父母懂调理，孩子吃饭香、身体棒、少生病 / 张巨明著．
—长沙：湖南科学技术出版社，2016.6
ISBN 978-7-5357-7886-4

Ⅰ．①父… Ⅱ．①张… Ⅲ．①小儿疾病—中医疗法
Ⅳ．① R242

中国版本图书馆 CIP 数据核字（2016）第 108074 号

上架建议：健康生活·儿童保健

FUMU DONG TIAOLI, HAIZI CHIFAN XIANG、SHENTI BANG、SHAO SHENGBING

父母懂调理，孩子吃饭香、身体棒、少生病

作　　者：张巨明
出 版 人：张旭东
责任编辑：林澧波
监　　制：蔡明菲　潘　良
策划编辑：李彩萍
特约编辑：尹　晶
项目策划：汉时传媒 www.hs-read.com
营销编辑：刘菲菲　李　群
封面设计：张丽娜
版式设计：李　洁
内文插画：杨　俊
特别鸣谢：刘永军
内文排版：百朗文化
出版发行：湖南科学技术出版社
（湖南省长沙市湘雅路 276 号　邮编：410008）
网　　址：www.hnstp.net
印　　刷：北京天宇万达印刷有限公司
经　　销：新华书店
开　　本：700mm × 1000mm　1/16
字　　数：225 千字
印　　张：17.5
版　　次：2016 年 6 月第 1 版
印　　次：2020年1月第2次印刷
书　　号：ISBN 978-7-5357-7886-4
定　　价：38.00 元

质量监督电话：010-59096394
团购电话：010-59320018

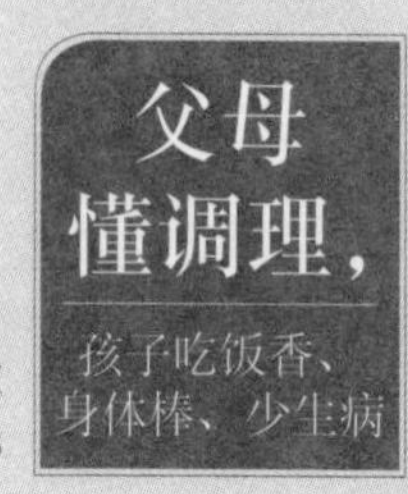

目录
CONTENTS

第二章 饮食调理——孩子长得好、生病少

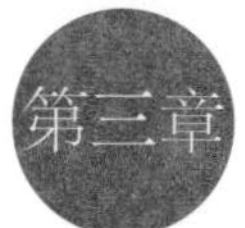

第三章 疾病调理——孩子小病有“妙招儿”

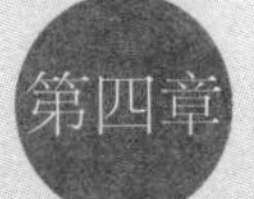

第四章 预防调理——父母最容易忽视的部分

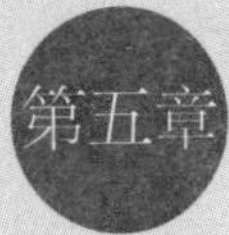

第五章 保健调理——小技巧带给孩子好体质

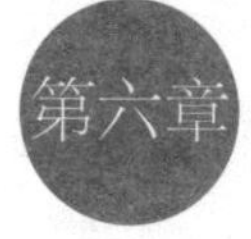

第六章 心理调理——孩子的身心要兼顾

随书附送：

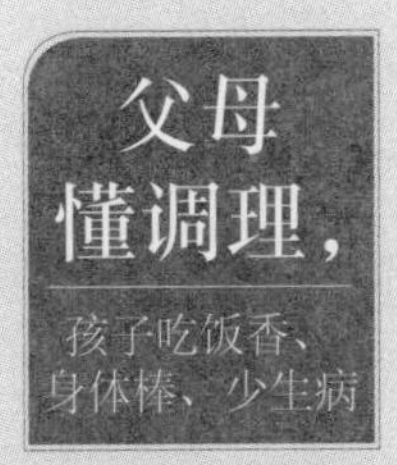
父母
懂调理，
孩子吃饭香、
身体棒、少生病

序

健康，才是孩子最需要的爱

每个做父母的，都认为自己非常爱孩子，都想孩子成长得更健康，可以更好地享受这个世界。可是，你真的爱孩子吗？你的孩子真的健康吗？

长久以来，人们对健康的理解，都是躯体没有疾病、没有缺陷等，但随着社会文明程度的不断提高，健康被赋予了新的含义。根据联合国世界卫生组织的定义，健康不仅是指身体健康，还包括心理健康、社会适应良好和道德健康。且不说其他标准，就拿最基本的来说，你的孩子身心健康吗？

在身体健康方面，大多数家长都自认为特别尽心，好吃的好喝的全都尽着孩子，什么营养丰富给孩子吃什么，只要是孩子爱吃的东西，家长从不吝啬。然而，这种养育方式的实际效果呢？尽管生活水平越来越高，可是临床上观察，孩子的体质并没有得到改善。这是因为很多家长不懂得合理地去喂养孩子，不懂得养护孩子的脏腑，导致孩子的身体发出警告。

你真的觉得给孩子吃得好就可以了吗？才不是这样。合理膳食、营养均衡、清淡适宜，这才是对身体有好处的。假如你整天给孩子吃大鱼大肉，这可未必是好事。

科学家们拿红毛猴子做过实验，结果是，吃七分饱的猴子，和每天吃得饱饱的相同年龄的猴子相比，细胞等级比较高，细胞也较年轻，因此比较不容易生病。也就是说，吃得太多太好，反倒有可能让孩子更容易生病。所以，你所谓的爱，也许正在伤害孩子。

心理健康方面就更不用提了。尽管越来越多的家长接受了高等教育，知道应该关注孩子的心理健康，然而，知道是一回事，做到是另一回事。全面放开二胎是最近才发生的事情，这也就意味着，如今的孩子，身为“独生子女”这一特殊群体，是在几代人的呵护和期望中长大的。几乎家长都“望子成龙”，于是给孩子身上增添了很多“负担”。最主要的，当然是学习上的加压。

孩子压力大了，看起来就会有一些累的表现，于是家长又积极地给孩子用大量的食物、药物来减压，这已经成为时代的流行病。家长对孩子都是小心翼翼的，只要孩子有一点“风吹草动”，立马就飞蛾扑火般地去“抢救”。可是，任何治疗都比不上预防，再好的治疗效果也比不上从未生过病，不是吗?

身心健康，才是我们给孩子最好的爱，也是最基本的爱。而孩子的健康，并不能只依赖医院和医生，其实它主要掌握在家长手中。你平时给孩子吃什么、让他养成了怎样的生活习惯、给他进行了哪些方面的调理，这些都事关孩子身体防御机制的建立和抵抗疾病能力的提高。

孩子成年之前，他的身体可塑性都是比较强的，所以，家长做了什么、没做什么、做得对不对，对于孩子一生的健康至关重要。我在书中讲到的这些事情，你知道得越早越好，并且实践得越早越好。

张巨明

2016 年 5 月，于北京

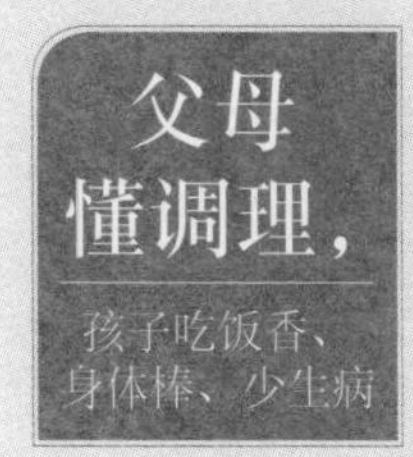

第一章
体质调理
合理喂养更科学

家里要是有一个爱生病的孩子，父母的身心都会饱受煎熬。可是大家有没有想过，也许孩子爱生病，主要责任在父母这里？每个孩子的先天体质不同，后天的调养方式也不同。不管孩子体质如何，我们能做的都是尽可能地给他更加科学合理的照顾，这样才能让孩子的身体素质在原有的基础上不断改善，调理出让孩子一生都受益的健康体魄。

1 不懂体质的喂养，孩子多半爱生病

我经常会跟孩子家长谈到小儿体质的问题，中医学中体质的概念，有几个方面的基本特征：

其一，强调先天禀赋和后天调养对体质的影响。先天因素是人体体质形成的重要基础，决定了体质的相对稳定性和个体体质的特异性；后天调养可引起体质发生强弱变化，以及体质类型的改变。先后天的各种因素，是构成体质的强大的内外环境。

其二，更是突出了中医的“形神合一”的健康生命观，也就是张介宾在《类经·藏象类》中所说的那样：“形神具备，乃为全体。”形态结构、生理功能、精神心理各方面都处于完好状态，才是真正的健康。

其三，强调了“天人一体”的自然观，也就是人与自然、社会的和谐，对环境的适应能力和程度也往往蕴藏在体质中。

既然先天禀赋决定了孩子体质的起跑点，而之后的发展与走向就取决于后天的喂养。所以，按体质的类别调养孩子的身体，是非常重要的。

0~6 岁是孩子最重要的发展时期，在这一时期，我们可以通过喂养调整孩子的体质，除了异禀质（改变相对较难）外，其他体质都可以通过正确的喂养方式、食疗保健等得到较为明显的改变。而孩子的体质正常与否，与疾病的发生有着密切的关系。所以，这个时期，正确的喂养方式尤为重要。

有个邻居，因为孩子饮食问题，十分担忧，特意来我家问我："张大夫，您看我这孩子是怎么回事？一天没有肉都不行，特别是羊肉、牛肉，还特别喜欢吃辣，就连夏天也一样。所以，我就想常给孩子吃点苦瓜、螃蟹、西瓜、梨，或者给孩子常喝点绿豆汤，想给孩子降降火。可是问题就出在这里，孩子不但不喜欢吃这些，多给吃几顿吧，还特容易拉肚子，但不给吃，又怕孩子上火难受，您说该怎么办？"

现在的家长个个都成了养生家，对孩子的饮食也是诸多讲究，但其实有时候，我们也要学会"妥协"：孩子喜欢吃，必定是有缘由的，这可能是他身体发出的信号，因为需要，才会渴求。

所以，我就让邻居把孩子带过来看了看，果然，她家孩子属虚寒体质，也就是体内缺少阳气。"阳主热"，体内阳气不足，所以需要从外界摄取来弥补内在的不足，这样便刚好满足体内的需要。所以，虽说孩子一直这样吃，但他其实舌苔正常，没有什么上火的症状。但是，当她给孩子降火的时候，苦瓜、螃蟹、绿豆等都属苦寒食物，而中医里，苦寒伤阳气，易伤脾胃，所以就容易引起孩子拉肚子。

后来，我建议她给孩子吃一些温补的饮食物，莲子、山药粥，或者用草鱼来代替牛羊肉类，可以多喝点姜汤、姜茶，来补充体内的阳气。这样一来，孩子对大热的羊肉与辛辣的饮食物需求就会大大地减少。假如一味给他降火，反倒容易伤及脾胃。

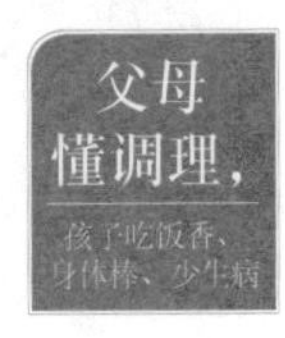

像这样的例子，西医一般都归咎于细菌、病毒，或者是肠道的菌群失调等。而从中医的角度，我却认为其实真正的元凶是我们自己，是我们对体质了解太少，在无形中为孩子患病创造了条件。

所以千年前，张仲景就说："所食之味，有与病相宜，有与身为害，若得益则益体，害则成疾。"这是经历了千年洗礼，仍然流传的经典。

这个道理，我经常会讲给患者家长听，也引起了很多家长的兴趣和关注，他们都迫切希望多了解一些相关知识，希望能清楚自己孩子的体质，所以总会鼓励我写这方面的文章。经过多年来的诊疗观察，我决定以七种不同的体质，来为家长详细介绍关于体质喂养的一些问题。由于人的体质分类方法比较多，按不同的方式方法，就会有不同的分类。我本来想按中医基础理论中的三种体质作为孩子的体质类型，但是想想，孩子的体质是多变的，也想详细为家长划分一下。所以，在三种体质（阴阳平和质、偏阳质、偏阴质）的基础上，再根据八纲辨证与脏腑辨证来划分，主要有以下七种：生机旺盛质、脾虚质、积滞质、热滞质、湿滞质、心火偏旺质、异禀质。

接下来，我会详尽地为家长解读一下这七种体质的症状表现，希望对家长喂养孩子有帮助。

2 生机旺盛质：让人省心的小宝贝

拥有这种体质的孩子简直是上天的宠儿！其他体质的孩子需要家长付出很大努力，才能达到这种“阴阳平和”的生机旺盛质，也就是中医所说的阴平阳秘。这种体质是较为和谐的体质，也是孩子健康的一种无声无形的保证。

这是一种相对让家长省心的体质，只需稍微注意一些日常饮食起居，就是对孩子的最好保健。但事实往往是，很多家长自己为孩子找疾病，也给自己找麻烦。

前几天，有位家长带孩子来到我的门诊，她的孩子身体一直都很健康，生长发育正常，智力发育良好，不胖也不瘦，身体健壮，活泼可爱，生长旺盛，精神状态好。最近因为孩子面临考试，还有课外培训压力比较大，所以想给孩子做些好吃的，但孩子不买账，不怎么爱吃，看着精神也不如从前。听到别的家长在讨论给孩子补补身体，于是也想给自己孩子补补，所以希望我能给开一些补药。

这个孩子本身是平和体质，原本很健康的。我并不赞成给她用药物补养，《黄帝内经》中说：“五谷为养，五果为助，五畜为益，五菜为充，气味和而服之，以补益精气。”我较为推崇食疗，但是拗不过家长的要求，我给孩子开了些玉屏风散加味，其实这是个微补，可以增强孩子的抵抗力。

对于有病症的孩子，我们可以先以中药方来治疗，而后再考虑其体质特征来调养。但大多数情况下，还是建议家长通过合理膳食给孩子调理身体，同时尽量不要给孩子太大的压力，让孩子自由健康地成长。

说到这里，相信很多家长还是一头雾水，不知道自己的孩子是不是这种体质。其实一般来说，体质大概都会有夹杂。家长看看大概哪个符合多一些，就

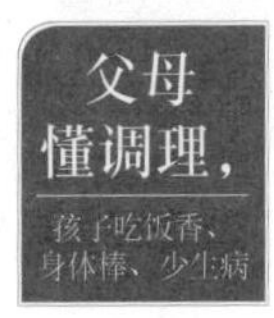

可以判断孩子的主要体质。现在我先来给大家介绍一下平和体质的特点。

一般来说，平和体质的孩子生长发育正常，智力发育良好，胖瘦适度，身体健壮，富有生气，生长旺盛。精神状态好，精力充沛，面色红润有光泽，皮肤柔嫩，唇色红润，毛发润泽，语声清晰，哭声洪亮和顺，食量适中，大小便正常。舌体正常，舌淡红，苔薄白，脉缓和有力。性格开朗，喜欢与人接触，随和。夜间睡觉安静平和，自我调节能力较好，对外界环境能够很好地适应，不会因为突然的环境变更而发病或出现明显不适。病少，即使生病，恢复也较为快速。

如果您的孩子是这种体质，只需要继续保持就很好了。要知道，先天之本充盈就是孩子的最大能量库，也是所有动力的源泉。要想长久地保持健康强壮的身体，我们只需要去激发、更新我们的原动力，使其达到生生不息的状态，就已经足够了。

那么，具体应该怎么做呢？中医遵循“天人相应，顺应自然”的方法，提倡春夏养阳，秋冬养阴，顺应四时阴阳变化而选择食物。既然我们要激发先天之本，重点可放在补肾上面。肾藏先天之精，为脏腑阴阳之根，有“先天之本”之称。但是需要注意，孩子不能跟成人一样补，大家千万别乱补。

我这里的所谓激发“先天”，是说可以带孩子多出去吸收天地之灵气、日月之精华。就如同武侠小说里面的练内功一般，要想有高的造诣，就得汲取来自自然的强大灵气才行。简单来说，就是多带着孩子与大自然亲近。先适度运动，等孩子适应了再慢慢加强，切不可急功近利，得长期坚持。

另外，还要保证孩子有充足的睡眠时间。年龄段不同，所需的睡眠时间也就不同。一般 4 岁左右的孩子，充足的睡眠时间为 11 个小时左右。

当然，其他具体的细节，还是要根据孩子的自身来私人定制。

3 脾虚质：孩子太安静，父母要留意

如果孩子没有完美的先天体质，家长也无须抱怨，常言道："十全九美"。先天不足后天可以补，而且，必须要后天来补。

我们的身体就是一个自我调节与自我置换的结合体，当孩子一出生时，它就会自动判断气血津液的流向，哪里有需要就去哪里，哪里重要就去哪里。所以，这种体质的孩子，主要是由于先天有肾精亏虚，所以气血津液都被身体输送到了肾，来确保先天之精，如此最先殃及的便是孩子的脾，所以造成了孩子出生就有一些脾虚的表现。

下面我给大家大致介绍一下脾虚体质的主要表现：一般来说，这种体质的孩子胃口不大好，容易腹胀，吃完饭尤其严重。大便溏薄，神疲懒言，少气，肢体倦怠，较为安静少动，哭声较低，面色苍白或萎黄，自汗乏力，动则汗多，小便量多或正常，舌色淡，舌体胖，舌边有齿痕，苔薄白，脉细，容易出现虚胖或消瘦的体形。

为什么脾虚的孩子会特别安静呢？在中医理论中，脾者，土也；土者，生万物而法天地。所以脾的功能是非常强大的，被称为"后天之本""气血生化之源"。当孩子脾虚的时候，气血没有化生之源，常见的就是气血虚，孩子气虚，就会安静，不想说话。

有一次我去外地出差，在飞机上碰到带着孩子外出旅游的一家三口。他们家孩子是很安静的那种，不哭不闹，就是饿了就吃，吃了就睡，但是直流口水，家长在一边一直不断地擦。

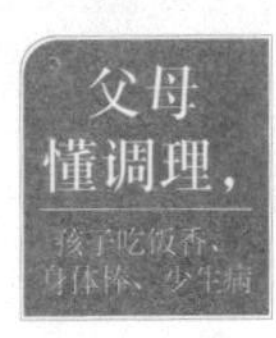

看到孩子，我的职业病又犯了，忍不住和家长闲聊了几句："您这孩子可真乖巧安静。"听到这话，孩子母亲的话匣子打开了，跟遇到了知音似的跟我吐苦水，说这孩子太安静了，也不爱动。他们都觉得男孩皮一点才好，也带孩子去医院检查过，可是各项指标都很正常。

我看了看孩子舌苔，给他把了把脉，说："您这孩子大概是属于脾虚体质。"我告诉他们，这孩子虽然看起来胖，但实际上体重不重，是形盛气衰。这是因为脾气不足，脾虚则生湿生痰，"诸湿肿满，皆属于脾"，加之"脾主身之肌肉"，所以，造成了孩子"浮肿"，也就是虚胖的体形。于是吃完饭后，孩子腹部总是隆起、胀满，孩子喜欢揉按。怕冷。《素问》中有"脾为涎"。涎俗称"口水"，脾气虚，气不摄津，这也就是为什么孩子总会流口水。而且可以看到，孩子的舌头边缘有齿痕。

没有等我说完，孩子的妈妈直点头，急急地打断我说太准了。这时候，他们已经知道我是医生了，就问我应该怎么调理。虽说孩子没什么病，可是整日活力不足，他们终归是不放心。我就安慰他们，这孩子也不是有什么病，就是属于脾虚体质。其实各种体质皆有自己的优劣，他们要做的便是"引强济弱，重点养脾"，让孩子的脾强壮起来。

怎么办呢？善养者，重食而非药。在饮食上，可以给孩子吃山药茯苓粥、党参小米粥、山药红枣汤、马铃薯、鱼等，当然也可以吃一些随处可以买到的中成药，如参苓白术丸、补中益气丸、四君子丸等。此外，还可以常常给孩子循脾经按摩，从脚内侧循着脾经往上按摩至腹部，在腹部顺时针揉按，促进脾胃的运化，后面章节会有具体介绍。最后就是锻炼身体，吸收大自然之清气，来补己之元气。万物源于自然，所以自然是最好的补给。中医讲求"形神合一"，与武侠小说里修炼内功要凝神静气有异曲同工之妙。所以，最好让孩子从内心喜欢锻炼，加上身体的修炼，长期坚持，会还您一个活蹦乱跳的孩子。

后来下飞机时，孩子父母要了我的名片。大概过了半年，接到一个陌生电话，是飞机上遇到的那家人打来的。说孩子现在变得活泼很多，也健康很多。医者父母心，没有什么比这种消息更让人开心的了。

不过，大家即便能根据我上面的描述判断孩子的体质，也不建议你们自己随意用药。因为中医都是着眼于整体的，所以脾虚不一定只是脾有问题，可以夹杂其他脏腑的强弱，比如可能出现脾胃虚、肝旺脾虚、脾肾阳虚、心脾气血亏虚等。所以还需要随证治之，随证养之，做到对“证”下药才好。

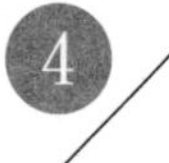

积滞质：食欲减退，日渐消瘦

前段时间，一个远房亲戚结婚，婚宴上大家又聊起各自的工作和家庭。通常这种场合我不大有时间参加，这次一露面，我这个医生在众多行业的亲朋好友中变得热门起来，很多人会来找我聊天，问各种关于孩子的问题，并希望我给一些好的建议。

有一位亲戚说，他家儿子今年 5 周岁，吃饭时不太乖，天天都要到处追着、哄着才能吃进去一点饭。跟我感叹说孩子吃饭太难了，而且食欲一点都不好，舌面上有挺厚的舌苔，有时候还口臭。夜晚睡觉容易出汗，孩子一直都挺瘦的。

他也带孩子去看了医生，说是孩子消化功能不太好，问我像这种情况，中医有没有什么好的方法调理。他这一问，大家也跟着附和："是啊，我家孩子也总是这样，不爱吃饭。怎样才能让孩子多吃一点，长得健康一些？"

我跟他说，您的孩子应该是属于积滞体质。因为先天的脾胃虚寒，出现积滞，从而造成孩子积滞型体质，主要临床症状有：形体偏瘦、面色苍白或萎黄，困倦无力，睡眠不安，不思饮食，食后饱胀，喜温，呕吐酸馊乳食，大便溏薄酸臭，舌体胖有齿痕，苔白厚，脉细。跟您的孩子这症状正好吻合。

这里我先跟大家解释一下积滞是什么。简单来说，孩子体内有一个排污系统，如果排污系统本身的功能不太好，平时就容易发生堆积，若是出现涨水或是垃圾较多的时候，那么更容易发生堵塞，这无疑是雪上加霜，就会食欲不振，日渐消瘦。还有一种，就是本身的排污系统较好，但是也抵不住突然大量的堆积，这会出现系统崩溃，也就形成了积滞。

积滞体质的孩子要健康，关键是孩子自身的排污系统不能堆积太多垃圾。如果堵了，那孩子就处于一个自身的封闭状态，能不病吗？所以，首要任务就是使孩子体内畅通，这就需要气的推动、血的输送，气血相互化生、相互运载，孩子才能真正达到健康。

我们该做的，就是将其本身的系统慢慢地修复，以求其“本”。只要把其“本源”养好了，再加上经常疏通，堆积垃圾的地方排空了，保持畅通的状态，做到“缓则治本”。如果出现急性发作，便采取“标本兼治”“扶正兼祛邪”，那么就是最好的调理。

张介宾在《景岳全书·脾胃论》中曾说过：“凡先天有不足者，但得后天培养之力，则补天之功，亦可居其强半。”对于积滞型体质的孩子来说，后天该怎么调养呢？

俗话说，药补不如食补，通过饮食来调节才是上策。所以，这种体质的孩子，家长要特别注意日常饮食，以期达到“养其本”的效果。饮食方面的调补，自然是少不了粥类，如山楂薏苡仁小米粥、莱菔子粳米粥，也可常用山楂、大枣泡水喝，还可用山楂、红枣、党参、山药等消补的中药炖白萝卜给孩子吃。饮食一定要清淡，因为孩子消化功能不好，油炸之类不易消化的食物，孩子能少吃就少吃，最好不吃。而且这类体质的孩子，若自身不能调节好，家中得常备一些健脾胃消食的中成药。对此我们应该选择健脾助运、消补兼施的中成药，比如小儿健脾丸、肥儿散冲剂、健胃消食片等。积滞体质，主要是气虚，无力运化食物，而使食物停留不动，也可以吃补中益气丸。

除此外，还需要加强身体锻炼，才能使体质由弱变强，弥补先天不足而获得健康。而锻炼需动静结合。在中医里，静则养神，形属阴，主静，是人体的物质基础、营养来源。比如保持孩子充足的睡眠，练书法、绘画、下棋等来修

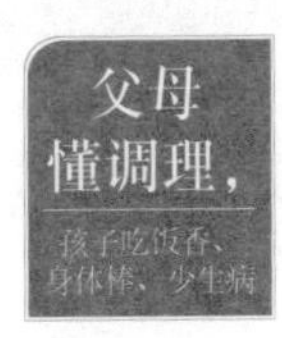

性怡神，都是静养。动则养身，生命在于运动，运动可以增强体质，促进气机通畅，气血调和，方法有散步、游泳、跑步、跳舞等。

另外，小儿推拿也是非常好的，家长有时间可常给孩子顺时针推揉一下腹部，也可以按压足三里这个强身健体的穴位。

5 热滞质：孩子面红不一定是健康的标志

在我的诊疗室外面，经常会有家长闲聊，有的会很自豪地炫耀："你看我家孩子面色红润，白里透红的，多健康，一看就是有血色的样子。"还有的家长就反驳说，面红不一定就是健康。你是怎么认为的呢？

在生活中，可能大多数的家长，都是以脸色来判断孩子是否健康。我也不反对，面色可以作为诊断标准之一。但是大家要注意，面红可不一定就是健康的标志，想要判断孩子是否健康，需要中医的整体观察、辨证论治来进行判断。

在中医学里，面红可能是气血充足，也可能表示孩子体内积热。很多家长会问，怎样才能知道，什么时候面红是体内积热，什么时候面红是健康？一般来说，面色红且润滑有光泽，而眼神也要像放电般明亮，唇舌红润而饱满，这才是健康。

中医五行学说中，人体的五脏虽然在身体深处，但可以通过观察其对应的五官来了解其健康状况。肝对应目，心对应舌，脾对应唇，肺对应鼻，肾对应耳。所以观察孩子是否健康，我们得整体观察。例如，由于脾主运化，为气血生化之源，脾的运化功能强健与否，可以反映在口唇上。脾运强健，口唇的色泽红润；脾运虚弱，口唇就会萎黄不泽。肝气调达，那么两眼会是炯炯有神的。再加上日常生活中身体反馈的一些其他信息，帮助我们从整体上了解健康状态。

假如孩子面色红，同时出现睡觉比较烦躁，口舌长疮，或者是盗汗，手足心发热，总喜欢喝冰水等症状，那么面红便是体内有热的表现。

热滞质的孩子，主要由其自身的生理特点、先天禀赋、后天饮食起居等原因

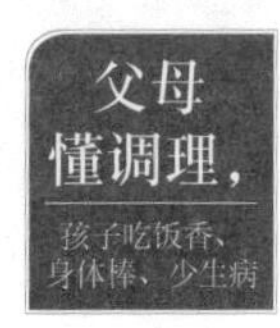

所致。孩子的生理特点与成人不同，是“三不足两有余”，即小儿的五脏三不足两有余。所谓“三不足”就是中医说的脾肺肾不足，“两有余”指的是心肝有余。

“心有余”中，心经病变，心火偏旺，睡觉比较烦躁，口舌长疮，或者舌质有点红等，是心火有余的实证；“肝有余”中，肝经的病变表现为孩子脾气比较大、容易烦躁等症状。很多父母感觉孩子容易面红，可能就是这些生理特点所致。热滞质便是孩子生理的特点，加上饮食不节而导致的瘀滞日久化热，从而形成的一种小儿体质。

由于先天禀赋不足、地理环境等因素，比如南方湿热的气候，容易困脾；脾胃亏虚或饮食不知自节，恣食、偏食、宿食不消、气滞，久蕴化热，或者痰瘀、气郁等日久化热而成。表现主要有：平日喜欢吃肥腻、辛辣、煎炒等食物，尤其喜欢吃大热食品，如羊肉、狗肉等。唇红、面色偏红，或有低热、烦躁多啼、夜卧不安的现象，或睡中头汗出、不耐热、口臭、口渴、喜冷饮、大便干燥、小便黄、舌质红、苔黄厚或腻等表现。

我有一个广东的远房亲戚，他家小姑娘就是热滞型体质。小姑娘特别喜欢吃湖南辣椒，桌上从来不能少辣椒，不然就跟林黛玉似的唉声叹气，简直是“无辣不欢”的主。他也常给孩子喝凉茶，孩子自己也挺爱喝水，但还是容易上火，总是好几天才大便一次，气味比较臭。小姑娘说自己手热，但是他去握了也没有感觉热。小姑娘唇色比较红，舌头也红，小脸也红扑扑的，看起来倒是唇红齿白的气色不错。

我跟他说，这孩子是热滞型体质，但不是单纯的热滞型，而是夹杂湿气，且热重于湿的体质。便秘、唇舌红、口渴等说明体内积热；自觉热，但外界感受不到热，便是中医说的“身热不扬”，是湿热的表现；孩子喜欢吃辣，与所居住的湿气较重的环境有关，“湿困脾”，所以脾需要“火”来把湿气燃烧掉，就爱吃辣的食物。

对于这种体质的孩子，该怎么办呢？我告诉他，首先，小孩体内有“火”，不能随意清火。当然，也不能这样毫无节制地嗜辣，因为吃太多辛辣食物，脾胃功能运化不好，就会有“火”积在里头。所以，把偏辣的食物量减下来，可在其他菜里多放点姜、葱、蒜、胡椒、花椒类热性辅料来祛湿。早餐喝点红豆薏苡仁粥，薏苡仁、赤小豆祛湿效果较佳，再多吃含有纤维素的水果，促进排便。当你减少吃“热性”食物后，体内的热自然也就消散得无影无踪了。

体内的“热”去掉了，那么还剩下“滞”。停滞多因气不足，无法推动食物前行。所以，我们得补气，补气的同时也可增加点“东风”，这个“东风”指的就是推拿中的推腹法，也可做一些小儿捏脊的手法。另可用山药、枸杞子、大枣等熬汤喝。

上面是祛除体内热滞的来源，接下来，我们就从生活起居来减少“湿”。广东天气较热，有睡地上的习惯，“湿趋下”，人体的很多湿气都是从地而来，所以一定要睡与地面有一定距离的床上。还有就是减少下雨天外出，不要穿未干的衣服等，这里就不详细介绍了。

另外，运动也是我们生活中必不可少的预防疾病的方式。一定要常带小孩进行户外运动，出汗也是一种排热排湿的方法。

正所谓“有一千个读者，就有一千个哈姆雷特”，体质也是一样的道理。每个人都是独有的体质，同是热滞型体质，也会有很多种不同的小分类，比如脾虚湿郁日久而化热滞、肝胃不和而化热滞等。所以，家长还需要具体问题具体分析，最好是在医生的指导下来鉴别判断孩子的体质。

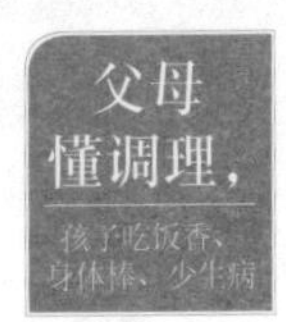

6 湿滞质：小儿宜胖，但不能虚

前段时间，我有幸被邀请参加一档健康节目，为各位家长解惑，谈论的主题是中医关于胖宝宝的见解。现代社会，成人对胖的理解有一定的偏颇，对瘦的要求也是越来越严苛。营养学上的理想体重，在大家眼里，已经成为胖的标志，而胖也早已被大多数人视为“眼中钉、肉中刺”，成为引发各类疾病最常见的原因，所以现在的家长对胖孩子也感觉挺头疼。

其中有位家长说，自己的孩子 6 岁，体重就已经有 120 斤，从小到大都比较胖，曾经也给孩子控制饮食、锻炼减肥，每天就只吃一点点，孩子倒是瘦了一点，但是整个人气色都不好了，脸色灰暗，总是无精打采，一副病恹恹的样子。而且，只要稍微不锻炼，孩子就算控制饮食也没用，体重马上就会回升，真是“喝水都会胖”。孩子受罪，做家长的特别难受，看着就心疼，可是也不知道该怎么办。

这种情况应该并不罕见，我也常听很多胖姑娘抱怨，说自己是喝水都会胖的人，怎么减肥？不管是小孩还是大人都一样，在中医的词典里，这种人多属于湿滞体质。

现在，我从中医的角度为家长详细分析一下湿滞体质。所谓湿滞，是指体内有多余的、无法代谢掉的水液，在体内淤积滞留。那么，体内的湿气又是怎么形成的呢？

湿主要有内湿与外湿之分，内湿多与脾脏有关，脾的生理特征便是运化水液。脾喜燥而恶湿，如果脾罢工了，那么水液也就停滞不动。所以，我们聪明的老祖宗早就发现了这样的现象，于是便有《素问·至真要大论》中所说的："诸湿肿满，皆属于脾。"

而外湿主要是长期在多雨或潮湿的环境状态下生活，环境中有水分，通过肺的呼吸进入人体，饮食中有水分，在胃肠中存留。

简单来说就是这种体质的孩子不一定是真正的胖，而是脾气亏虚，湿浊阻滞，以脾虚湿滞为主导致的虚胖。

那么，很多家长就会问，小孩虚胖和湿滞体质有什么关系？这是因为脾与胃互为表里，脾对肠胃的消化功能影响最大。脾虚，就会只要一吃饭就腹胀，喝水也停在胃里不动，大便也无力下行，堆积在肠道里，从而导致身上的赘肉像救生圈一样，一圈圈地生长，两腿沉重不愿迈步，大白天也总想睡觉。

人体内需要一定量的水分，正常的水分是滋养身体的，而多余的水分就转化成为湿浊。湿浊如果不能及时排出，就会形成水肿、痰湿，流注于肌肉、脏腑，增加体重，扩大体形，可不是越来越胖？这就是有些人喝水都会胖的根本原因。

接下来我们总体概括一下湿滞体质的表现，主要有：形体臃肿、神疲乏力、面色萎黄、不爱活动、身体困重，平日爱吃肥甘厚腻的食物，进食湿气重的食物后感觉明显不适，如腹胀不舒、大便溏薄或泄泻、小便浑浊量少或正常、舌质淡胖、舌边有齿痕、苔白腻。

这种体质的孩子该怎么调养呢？古人言："肥人多痰，乃气虚也，须补其气，而后兼消其痰；不可独补脾胃之土，而当兼补其命门之火。"所以，我们可以从补脾胃、补肾与祛湿这三方面入手。

最安全有效的手段还是食补，每日空腹可以多吃些小枣、木瓜。小枣既补血健脾，又益气通便，大枣补血力强，小枣活血力强。平时还可以多吃些有助于水分排出的食物，如薏苡仁、红豆。对于这种体质的孩子，最好的食物是山药薏米芡实粥、大枣枸杞小米粥等。如果胃热，可以去掉芡实、山药，换成绿豆，做成绿豆薏米粥，也可以喝米汤，这些都是较好的健脾胃祛湿食物。

除了饮食还要运动，而且孩子越懒越要运动。体内湿气重的人，大多数都是饮食油腻、缺乏运动的人。越是不爱运动，体内的湿气就会越积越多，久而久之，就会导致湿气困脾，引发虚胖等一系列的症状或体征。而运动可以促进排汗，加速湿气排出体外。跑步、健走、游泳、瑜伽、太极等运动，都有助气血循环，增加水分代谢，都可以让孩子多尝试。

此外，家长还可以常给孩子按揉脾胃经穴位，如足三里、三阴交、丰隆、阴陵泉、地机等减少身体水分的产生及排泄，还可以采用耳穴压丸等保健手法，后面的章节会讲到。

如果孩子脾胃虚弱的现象比较严重，身体会容易浮肿，可以选择参苓白术散渗湿健脾。如果吃一点东西马上就饱胀难消，可以吃健脾丸，以健脾促消化。如果是夜尿较多的孩子，可以加金匮肾气丸，以补其肾。当然，如果用药的话，还是建议大家遵医嘱。

心火偏旺质：急躁多动和活泼是两码事

心火偏旺这种体质的孩子还是比较常见的，这主要是由小儿“心常有余”的生理特点决定。心火易亢、心火亢盛所以导致一系列综合症状，呈现出心火偏旺的体质。

一般来说，心火偏旺质主要表现有：平时喜欢吃辛辣煎炒食物，容易出现口渴、心烦、失眠、便秘、尿黄、面红、心神不宁、多动不安、易兴奋、发脾气、注意力不集中、入睡难、睡觉易惊醒、夜间啼哭、踢被子、掀衣服、平日里嘴唇偏红、舌质红、苔黄等症状。

很多家长一看到这里就会担心了：“我家小孩平时挺活泼的，会不会是心火偏旺的体质？”大家先别担心，活泼与心火偏旺的躁动是不一样的。活泼是性格使然，是一切的自然反应，是高兴的，让人感觉舒服的；而心火偏旺的是躁动，它有烦躁而坐立不安的表现。孩子容易兴奋，但是注意力不集中，易发脾气，任何事都会“过犹不及”。这其实是对孩子身心的一种透支，时间一长，火旺烧灼体内的津液，津液不能化气血，导致气血不足，相对地也会出现一些气血津液亏虚的表现。

在中医基础理论中，心占据着主导地位，有“君主之官”“五脏六腑之大主”的称号。只听这些称号，就知道心的地位是非常的高，它主宰着人体脏腑组织的一切生理活动。

《灵枢·口问》上说：“心者，五脏六腑之太主也……悲哀忧愁则心动，心动则五脏六腑皆摇。”《内经》上也说：“（心）主明则下安，以此养生则寿，主

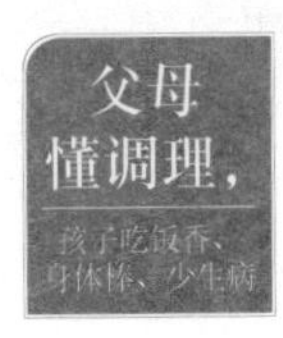

不明则十二官危，使道闭塞而不通，形乃大伤。”这些金玉良言都是在告诉我们，养生须从养心开始，如果心神不藏，火热扰之，怎么还能希望孩子身体健康强壮？

所以，心火偏旺型的孩子，一定要注意养心。现在我们就来一起了解一下养心的方式方法。

首先，我们要让孩子这颗躁动的心安静稳定下来，只有这样，体内各脏腑才能拥有一个冷静的君主，这样才利于人体的调节。如果作为君主的心是躁动不安的，那么这些脏腑也就是混乱不堪的，无主无次。试想一下，一个乱世将会是怎么样的？那种情况下，人体内肯定也就是一个混乱的状态。

可是，怎样才能让心稳定下来？养心，首先我们得悦心。《内经》上说：“美其食，任其服，乐其俗。”我们只要能让孩子“身心保持愉快”，以“让精神感到满足”，便是孩子养心的最好方式。如果您能按此来陶冶孩子的情操，每天让孩子心情愉悦，又怎会多生忧愁和疾病？

那些有爱的、平和的、喜悦的，都能带给我们力量。也就相当于《内经》上说的“恬淡虚无，真气从之，精神内守，病安从来”，这是我们所追求的境界，所需要的力量。

所以，家长需要给心火偏旺质孩子多吃一些让人心性平和的食物，主要是各种素食，它是大自然最好的恩赐。悦性食物主要有水果、蔬菜、豆类等。比如，可以给孩子喝冰糖莲子汤，《本草纲目》记载莲子“清心去热”，除烦热、清心火、养心安神，尤其适合心火内炽所致的烦躁不眠。还可以加上百合、银耳、玉竹一起，具有清心养阴的作用。常喝绿豆粥也不错，具有清心泻火的作用。

饮食养心之外，还要运动。早上可以进行晨跑锻炼，充分地让孩子与大自然接触，是保证一天好心情的主要秘诀。上午是一天精力最充沛的时候，对于还没上学的孩子来说，可以培养各种爱好，比如音乐、跳舞、画画、练字等。午睡是小孩必需的，家长千万不要剥夺孩子的午睡时间，这是白天最好的养心方式。到了下午较为慵懒的时刻，孩子可以做任何自己喜欢的事，这样，下午也能保持最好的心情，达到情志安和，欢喜适度，这样才能身心健康。

经过调养后，孩子的心火降下来了，气血足了，心就定下来了。而且，心还知道如何把气血分布到各个虚弱的脏腑去。这个时候，孩子原来散乱状态的身体，现在开始回归君主了，处在一种愉悦平和的状态，孩子的躁动消失不见，身体也就更健康了。

异禀质：先天不足的后天缓调慢补

一般家长听到异禀质体质，就会想到像武侠小说里那样，男女主角都是有着天赋异禀的体质，然后习得一身好武艺。可是想象是美好的，现实却是残酷的。在中医里，异禀质的定义竟然是这样的：由于先天禀赋不足和禀赋特异性遗传等因素造成的一种体质。这种体质主要有以下几种。

过敏体质，因过敏情况不同，而有不同表现，比如有过敏性鼻炎、过敏性哮喘、过敏性紫癜、湿疹、荨麻疹等。过敏体质是异禀质中最常见的，也是几种异禀质中最容易调补的。

遗传病体质，这是指有家族遗传病史或者是先天性疾病的体质，这一类人群往往是有单基因病、多基因病、染色体异常等，大多很难治愈，比如血友病、先天愚型等。这类的孩子很难调补，万幸的是比较少。

最后一种便是胎传体质，也是后天最难调理的。主要是因为母体在孕期吃了伤害胎儿的东西，或者是接触了有毒物质等，影响到胎儿个体的生长发育，造成胎儿时期的相关疾病，比如五迟、五软、解颅、胎惊等。

异禀质体质的孩子，不仅家长比较累，孩子也是非常难受。当自家小孩看着别人吃东西津津有味的时候，他却是想吃不能吃，就连是什么味道都不知道。想想鸟语花香的季节，别的小孩是面朝大海，春暖花开，而自家孩子却是如临大敌，喷嚏不绝。生活中少了很多美食，也少了鸟语花香，是否就少了很多乐趣？

任何家长都希望自家的小孩能与其他小孩一样，能够健康地成长。为了孩子有个没有缺憾的童年，他们也咨询过很多专家。西医的治疗，主要是远离过敏源与抗过敏治疗。在这里，我想从中医的角度，为家长提供一些建议，希望能够帮助到那些需要的孩子和家长。

在这里我主要介绍常见的过敏性异禀质的后天调理。首先，孩子的这种体质是非常难改变的，需要家长和孩子耐心地慢慢调理，切不可急于求成。要知道，这个调理时间可能需要几年、几十年或者是一辈子。但是调理的最佳时机，就是孩童这个时期，所以我们还是要把握好最佳时机来进行最好的抗击。当然，在此之前，我们先得确定孩子是不是这种体质。我们可以先追本溯源，观察家长是否有过敏体质，如果家长是过敏体质，那就要特别注意孩子，随时观察其动向。可以对其进行家长式的过敏源测试（家长过敏的各种物质），注意测试时一定要从微量开始对孩子进行刺激，观察孩子的反应。

此外，过敏的孩子，有对食物、药物、花粉等过敏的，造成一些类似上呼吸道感染的症状体征，比如鼻塞、喷嚏连连、流鼻涕、易咳嗽，严重者还会出现哮喘。有的人是因为接触了一些易致过敏的东西，皮肤上出现反应，比如出现一些瘀点、瘀斑、湿疹等。

我有一位过敏体质的小患者，他才 1 岁大一点的时候，就发现对花粉过敏，总是鼻塞、打喷嚏、流鼻涕。检查后确诊是过敏性鼻炎，母亲也有一样的过敏史。家长通过朋友介绍，来到我这里看病，希望我能帮助孩子中医调理一下。

《黄帝内经》这样说过："正气内存，邪不可干"，此外还有"血行风自灭"之说。针对异禀质，中医主要是通过益气固表、养血消风来增强孩子的抵抗能力，从而抗击"外邪"（过敏源和不良环境）的入侵。

由于抗过敏是一个长期过程，"是药三分毒"，所以我主张减少用药，尽量用饮食调养。比如，家长应该经常给孩子适量食用粳米粥、燕麦粥，也可以用

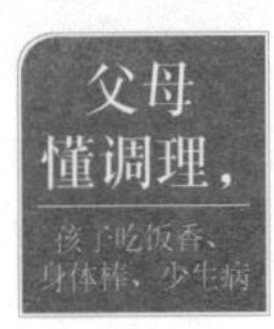

玉屏风散的药汁加粳米熬粥。糯米、燕麦、燕窝、红枣等食物，均有益气固表养血的效果，可以多给孩子吃一些。特别是大枣，最好能够长期坚持每天吃5~10颗，可以水煮也可以生吃。因为大枣是一种效果良好的抗过敏食物，可以有效阻止过敏反应的发生。但是它滋腻易留湿，所以消化功能不好的孩子，要少吃一些。同时，还要逐步逐量摄入一些致敏食物，我们可以慢慢地、少量地、一种一种地给孩子添加可能导致他过敏的食物，比如先给孩子吃最少量的荞麦，等到孩子耐受后，再加点量，最后到孩子完全接受适应了它后，再添加其他食物。但是家长也要注意，在这个过程中，如果出现过敏反应就应该立即停止，严重的话要立刻就医，所以，最好在医生的指导下进行量的把控。

对异禀质孩子来说，还应该注意环境问题，并且时时留意。最好避免接触尘螨、花粉、棉絮、油漆、冷空气等，经常保持家里整洁干净，这样才能有效远离过敏源。

最后便是锻炼身体，这才是抗过敏的最好方法。适量的运动既可以培养乐观情绪，做到精神愉悦，又可以增强孩子的抵抗能力。

只要我们能够坚持一直调理，孩子的体质一定会慢慢改变的。我刚才提到的那个小患者，已经坚持两年多了，体质有了很大改善，很多之前不能碰的食物，慢慢都可以吃了。看到这种情况，我心里是特别欣慰的。但是，很多家长和孩子都坚持不下来，也就是出现过敏症状那几天能坚持吃药，症状好了以后，什么事都抛到脑后了。对于这种情况，我也是很无奈的。像这种体质的孩子，就是需要在孩童时期长期坚持调养，努力改变其体质，使其越来越趋向于平和质。你想要什么样的结果，就得付出相应的时间与精力，任何事都是这样，希望有灵丹妙药一劳永逸是不大可能的。所以，对于异禀质的孩子，需要家长、孩子和医生一起坚持与努力，才能达到最好的效果。

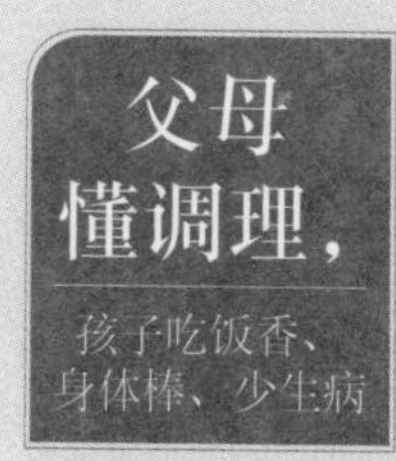

第二章

饮食调理

孩子长得好、生病少

自认为孩子“吃得很好”的家长恐怕不在少数，至少在我遇到的患者家长中为数不少。可是，再一仔细问，他们所谓的“吃得好”，应该改成“吃得贵”，并不是营养好，也不是吃得健康。假如真能够吃得好，孩子就能够长得好而且生病少。

正所谓“药补不如食补”“是药三分毒”，如果通过饮食调理就能够让孩子少生病，这应该是父母们最愿意看到的吧？所以我把饮食调理放在较前面的位置，重点给大家讲讲。

孩子免疫力差爱生病，饮食调养是关键

要说起今天的生活水平，我们小时候简直不敢想象，可是要说今天的孩子比我们健康多少吧，那倒没有明显感觉。儿童医院里每到流感季节还是人满为患，一感冒就发烧十多天甚至转为肺炎的孩子，比比皆是。

当然，我不能因此就得出结论说今天的孩子免疫力就是差，但至少我敢说，虽然很多家长自以为给孩子最好的呵护了，但孩子的免疫力没有大家想象中那么好。免疫力差最典型的表现就是爱感冒，而且反复发作，得很长时间才会好。

除了容易感冒以外，如果孩子肠胃娇气爱生病，特别容易让传染病找上门，身上的伤口很容易感染，那也说明抵抗力不高。另外，如果本该活蹦乱跳、精力旺盛的孩子蔫蔫的，容易感到疲劳，可是又没有器质性病变，那也是免疫力比较低下的表现。

有的家长可能会觉得，小孩子嘛，本身免疫力就低下，爱生病那也是正常的，长大了就好。这话前半句是对的，我们的免疫力有一部分是一生下来就有的，还有一部分需要经过后天不断补给才能完善。6 个月以后 3 岁之前的孩子，由于来自母体的免疫力降低，自身的免疫系统跟身体其他系统一样，还没能真正完全发挥作用，所以这一时期孩子的免疫力的确比较低，很容易生病。

但是，假如其他孩子感冒需要一周能恢复，而你的孩子需要两周；身上不小心被划伤的时候，别的小朋友几天就好了，你的孩子却伤口红肿甚至流脓，要很长时间才能痊愈。这些表现都说明，孩子的免疫力是比较差的，需要格外注意。

其实不管孩子的免疫力是不是相对比较差，对于免疫系统尚在发育的孩子来说，增强他们的免疫力，对一生的健康都极为重要。很多家长也知道这一点，所以会想尽各种办法给孩子提高免疫力，他们最常用的方法就是为孩子买来各种保健品。

我日常工作中接触最多的是患儿家长，孩子生病，他们自然着急。很多人都问过我，应不应该给自己的孩子买牛初乳之类的保健品提高免疫力。我的回答一向是，免疫力的提高不是一朝一夕之事，最重要的是加强锻炼，从饮食调养入手。

对于 1 岁之前的孩子来说，母乳当然是最好的食物，不仅仅因为营养丰富，还因为母乳里面有来自母体的免疫物质，给孩子提供免疫力，这是其他任何食物都无法替代的。1 岁之后的孩子，渐渐开始成人化饮食，这时候需要把握两个原则：一个是要营养均衡，另一个是要避免吃一些降低免疫力的食物。

营养均衡不必多说，它要求我们均衡地多元地摄取六大类营养素，不管是碳水化合物还是油脂、蛋白质，或者维生素、矿物质，一样都不能缺。只有均衡、优质的营养，才能让孩子的免疫器官健康发育，让孩子拥有强大的免疫力。

这里我想要格外强调的是“水”。人体最重要的组成部分是什么？不是骨

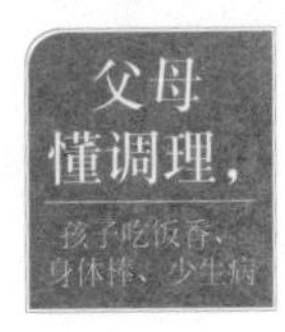

骼，也不是肌肉，而是水。要使孩子的皮肤水嫩水嫩的，他们需要更多水分。所以，一定不要让孩子缺水，只有体内水分丰沛，孩子才能有快速的新陈代谢和较强的免疫力。

那么，哪些食物是降低免疫力的呢？主要是以汽水、油炸食品、糖果等为代表的垃圾食品。这些食物吃了之后，非但没有什么营养，反倒由于高脂高糖，还会导致一部分营养素流失，影响到免疫细胞的功能，对身体的免疫机能一点好处都没有。由于大多数孩子都特别爱吃这些食物，所以我们要尽量控制，不能让他们由着性子来。

基本上，只要大家能够做到让孩子少吃垃圾食品，并且给他们提供全面均衡的营养，再适当多吃一些大豆、豆腐、西兰花、卷心菜、萝卜、大蒜、菠菜、番茄、山药等有助于增强免疫力的食物，孩子身体都会越来越健壮，免疫力也会越来越强大的。

2 怎样吃才能让孩子免疫力更强

刚才我们已经讲过了，要想让孩子免疫力更强、身体更健壮，一方面要营养均衡，另一方面要少吃垃圾食品。那么，孩子具体该怎样吃才能达到这一效果呢？当然是“吃得好”。吃得好并不意味着你要给他大鱼大肉等高营养、高蛋白的食物。这里的“吃得好”，是说孩子要均衡地获取各种养分。

首先得多喝水，这个是基础。中医一直认为津液不足会引起很多病变，只有保持体内水分充足，才能让各器官正常工作。但喝水肯定也不是越多越好，否则会加重肾脏负担。孩子具体应该喝多少水，这跟他们的年龄、食物含水量、体温、活动量、室温等有关系。

一般来说，6个月到1岁之间的宝宝，每天的饮水量是每公斤体重120~160ml。1到3岁的孩子，每天每公斤体重的饮水量为100~140ml。当然，因为每个孩子的具体情况不同，我们需要根据具体情况，决定每天的补水量。

接下来是五谷类食物。孩子最先添加的辅食就应该是米粉、麦粉。孩子断奶之后的主食也是谷物类食品。谷物尤其是全谷物食品中的多糖和维生素等抗氧化剂，能够增强免疫细胞的功能。值得一提的是，尽管粗粮口感不好，也不容易消化，但我们还是可以把糙米、薏苡仁做得尽量软烂给孩子吃，有利于补充各种微量元素，对健康大有裨益。

然后是蛋白质，尤其是优质蛋白质。鸡鸭鱼肉等瘦肉类食物、奶制品、豆制品，都是常见的高蛋白食物，它们都有增强呼吸道和内脏器官抗感染能力的作用，也是孩子健康发育必需的食物。向大家推荐的是深水鱼，比如三文鱼、

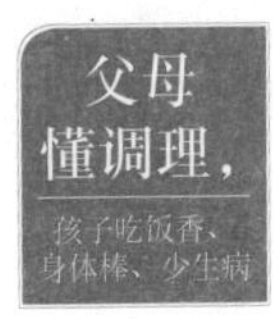

大马哈鱼、金枪鱼等，鲜美又营养。

接下来是丰富的蔬果。每天要给孩子吃至少 5 种不同类别的蔬果，尤其是黄绿色蔬菜。蔬果里面大都含有丰富的纤维素，不仅可以预防便秘，给肠道提供一个良好的吸收环境，还可以帮助益生菌生长，有利于营养物质的消化吸收。值得推荐的蔬果包括胡萝卜、菠菜、卷心菜、西兰花、大蒜、番茄、苹果、蓝莓等，但这并不意味着你要每天只给孩子吃这些蔬果，还是要把握多样化的原则。

除了黄绿色蔬菜，孩子还应该多吃菇类食物。香菇、平菇等真菌类食物能够预防及改善许多心血管系统疾病，还能增强免疫力，预防及对抗癌症。只是很多孩子可能不喜欢菇类食物的味道，我们可以把它剁碎和成丸子或者饺子馅，这样孩子会更容易接受。

脂肪也是孩子成长必不可少的营养元素，但是不推荐大家吃动物油。我们要尽量用植物油给孩子做菜，并且从坚果中获取丰富的脂肪。坚果含有大量的脂肪、蛋白质以及维生素和矿物质，对提高免疫力很有好处，比如核桃、黑芝麻、松子等坚果，都是不错的选择。需要注意的是，有些孩子可能对坚果过敏，而且小宝宝的咀嚼功能不够发达，给孩子吃的时候要当心，最好碾碎了吃。

如果你的孩子比较大了，已经进入学龄，那么平时也不妨给孩子多吃一些“药食同源”的食物，比如大枣、龙眼肉、木耳等。中医认为这些食物味甘性平或性温，都是强身壮体的天然滋补佳品。只要我们给孩子吃得适量，都对提高身体机能有好处。

另外，如果你认为孩子身体比较弱，平日也可以给他做一些药膳，比如，脾虚孩子的山药粥，体虚孩子的胡萝卜粥，总感冒的孩子可以喝点核桃粥，对养护身体都大有裨益。

这些食物，让孩子记忆力更好更聪明

健康是第一位的，在保证孩子身体健康之后，每一位家长都还想让孩子更聪明吧?

家长们都希望自己的宝宝健康聪明，但很多人又觉得智商是天生的，后天再努力也没有用。确实，不管我们多么科学地搭配营养，也不是所有孩子都能拥有爱因斯坦、霍金那样的天才大脑。但是，假如我们能够给大脑提供足够的养分，就能让孩子尽可能地开发智力。也就是说，想要让孩子记忆力更好更聪明，并不是不可能。

中医认为，脑为髓海，而肾主精生髓。所以古代的健脑方剂，一般都是以补肝肾、益精血、活血脉、益元气为主的。但是我并不主张大家专门给孩子吃健脑的方剂或者保健品，药补不如食补，从日常食物入手，多吃一些具有健脑醒脑功效的食物，才是比较可取的。

最负盛名的健脑食物，恐怕要数核桃了。核桃果仁那曲曲折折的褶皱和形状，是不是跟大脑很像呢?根据中医“以形补形”的观点，核桃是具有健脑益智作用的，李时珍就说核桃能“补肾通脑，有益智慧”。

古人还发明了不少吃核桃的方法，比如著名的“核桃奶”，补脑效用非常强。它的做法是把核桃去壳取仁，把核桃仁和冰糖一起捣成核桃泥，密闭贮藏在瓷缸里。吃的时候，每次取两茶匙，用开水冲着喝就可以。用水冲完之后浮起来的那层白色液体，就是“核桃奶”了。

而现代营养学观点认为，核桃仁营养丰富，里面所含的脂肪，主要成分是

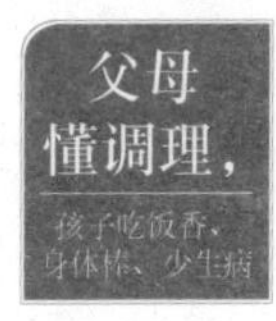

α-亚麻酸，这种油酯可以满足大脑基质的营养需要。而且核桃仁里面的微量元素锌和锰，都是脑垂体发育所需的重要成分，所以多吃核桃可以健脑益智。

其实，核桃只是坚果的一个典型代表。其他坚果，比如葵花籽、松子、杏仁，包括芝麻等，都有助于大脑思维敏捷、记忆力强。大家如果嫌吃坚果太单调，也可以变换花样烹饪，比如做成鲜奶核桃粥、核桃腰果露、果仁紫米粥等，给孩子吃都不错。

和核桃齐名的健脑食物，要数鱼了。“吃鱼肉能让孩子更聪明”这样的说法，很多家长应该听说过。从营养学角度来说，这句话是有道理的。鱼类不仅含有人体必需的多种营养元素，更含有Ω-3脂肪酸，这种物质对大脑和视网膜的发育有非常重要的作用，所以能让孩子更聪明。

除了核桃等坚果和鱼以外，还有很多蔬果，都是健脑佳品。比如黄花菜对胎儿发育非常有益；南瓜性味甘平，有清心醒脑的功效；香蕉被誉为“智慧之果”，含有丰富的磷元素，有利于心脑血管的发育；葡萄所含的葡萄糖能兴奋我们的大脑神经，缓解精神疲劳，对学生缓解精神疲劳有好处；苹果也有“智慧果”“记忆果”的美称，丰富的锌让苹果有了增进记忆、提高智力的效果；大红枣能“补中益气，养血生津”，治疗脾虚体弱、气血亏损等证候，可以给孩子补气提神。日常生活中，我们不妨给孩子适当多吃一点这些健脑食物。

一般来说，0~3岁是宝宝大脑高速发展的黄金时期，这种高速发展会一直持续到孩子六七岁的时候。但这并不是说以后大脑就停止发育了，只是速度会变得缓慢，一直到20岁左右才会停止。所以在孩子20岁之前，我们都有机会让他的大脑功能更为发达。

4 把握时机，帮孩子强壮筋骨长个子

孩子的身高，始终都是父母最关心的话题之一。虽然我不认为身高是多么重要的问题，但不可否认，孩子的筋骨强壮还是很有必要的。筋骨强壮了，孩子更可能长到生理极限的高度，身体也更结实。

如果孩子刚刚出生，甚至还在母体的时候，我们就注重对他筋骨肌肉的锻炼和养护，对于孩子后天的身体素质会有很大的影响，尤其是身高。我们的身高，除了受遗传因素影响之外，主要是由刚出生及婴幼儿时期骨骼的发育状况来决定的。如果这个时期骨骼肌肉发展良好，孩子的身高当然会更理想。

中医认为，“肾是先天之本”“肾主骨”。也就是说，我们的生长发育是由肾这个先天之本决定的。与此同时，“肝主筋”。所以，中医强壮筋骨的方剂，大多是以补益肝肾为主的。比如黑米、黑芝麻、木耳、豆类等，都是补肝肾的食物，大家可以多吃一些。

在营养学里，想要让孩子长得高发育好，营养当然是关键，基本原则仍然是注意膳食平衡，摄入合理的养分。除此之外，想让孩子长得又高又壮，还要注意摄入一些不可缺少的营养素，包括蛋白质、钙质、维生素 A、维生素 C、维生素 D、矿物质镁及锌。对我们家长来说，就是要给孩子提供充足的含有这些营养素的食物。

首先是蛋白质，富含蛋白质的食物包括鱼、虾、瘦肉、禽蛋、花生、豆制品等。牛奶、鸡蛋是不错的选择。尤其是牛奶，它不仅含钙高，而且钙磷比例非常适当，有利于钙的吸收。除了动物蛋白之外，我们还要注意补充植物蛋白，

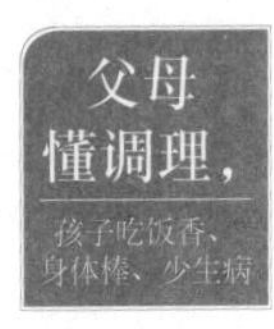

主要是豆类，比如新鲜豌豆，它的铜、铬等微量元素含量尤其丰富，能帮助骨骼和大脑发育，对于孩子的生长发育是非常有益的。

其次是钙、磷等矿物质。长身体需要补钙，大家应该都比较了解，但实际上，很多人缺钙并不是真的缺钙。钙和磷的关系非常密切，缺磷和摄入过量的磷，都会影响钙的吸收，而缺钙也会影响磷的吸收。基本上，钙磷比例失衡，才是导致人们缺钙的元凶。所以，除了补钙以外，我们还得关注磷。富含钙、磷等矿物质的食物，包括牛奶、虾皮、豆制品、排骨、骨头汤、海带、紫菜等，孩子的食谱上可不能少了它们。

除了磷之外，维生素 D 也会影响钙的吸收。除了要多晒太阳之外，各种深绿色蔬菜、乳制品中，都含有丰富的维生素 D。补充维生素 D，可以促进钙质吸收，进而增强骨质密度，对孩子强壮筋骨也是有好处的。

除了众所周知的钙之外，另一种微量元素硫也是非常重要的。骨骼、软骨和结缔组织的修补与重建，都离不开硫。而且，补充硫也有助于钙质的吸收。所以，我们要常吃大蒜和洋葱、鸡蛋、芦笋，它们含有丰富的硫。

此外，富含赖氨酸、精氨酸和牛磺酸的食物，也能帮助孩子强壮筋骨。这些人体必需的氨基酸，能够帮助身体组织吸收钙，增强骨骼活力。牛奶、花生、牡蛎、海带、菠菜、西红柿、芹菜、胡萝卜、柑橘、小米、荞麦等，都是不错的选择。

另外，老祖宗也流传下来了很多方便实用的小偏方，一些草药和食材就在我们身边，大家不妨试试看。比如，蒲公英根、大麦草、荨麻和玫瑰果等，都有壮骨的功效。像蒲公英，可以生吃、炒食、炝拌、做汤，还可以泡水喝，都可以使骨骼更强壮更健康。

除了要多吃上述食物之外，还有一些应该少吃的食品，比如汽水等碳酸饮料，它们含有大量的磷，而摄入过多会导致骨骼释放出钙与镁等利于骨骼健康的营养素，影响骨骼的健康生长。此外，长期大量喝咖啡，也容易造成骨质流失，所以孩子也不适合多喝。

看完适合和不适合吃的食物，我们来讲讲补益的时机。一般来说，女孩子在月经初潮前后那段时间，一般是 12~14 岁，男孩子在变声期前后，一般是 14 到 18 岁，是他们生长旺盛的时期。如果能把握这个关键时机，给孩子好好调理身体，不仅能够帮他们强壮筋骨，还能改善体质，会有事半功倍的效果。

而除此之外，冬天又是调理的最佳时期。在四个季节中，冬天是主收藏的。中医认为，冬天的时候，人的精气神儿都收藏了起来，等到春天的时候再生发。所以在这个季节好好补养，就相当于在给田地施肥，到了春天的时候，小苗就可以茁壮生长了。

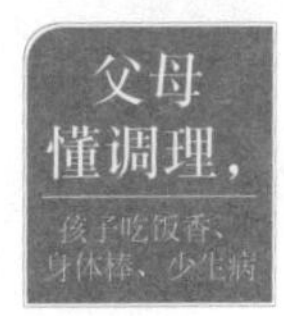

5 只要选对，“零食”也能吃出健康

提起“零食”，很多人脑海里冒出的第一个念头恐怕就是“吃零食不好”。确实，不少孩子消化系统的疾病，或多或少都跟吃零食有关系。给孩子看舌苔的时候，我也看到过不少龋齿。但是，假如因此就断言零食不能吃，恐怕太过武断，而且也是不现实的。

家长们应该有体会，不给孩子买，禁止他吃，基本是不管用的。我们科室的护士长，隔三岔五就会带一堆零食到医院分给大家，都是没收她家孩子的。即便你不给买，家里的老人也会买，孩子总有办法得到零食，谁让它好吃呢？而孩子本身非常好动，又正在长身体，每天要消耗大量热能。所以，在正餐之外适当吃一些零食，能更好地满足身体的需求，还能给身体提供一些正餐无法供给的营养，比如水果中的维生素、坚果中的油脂和微量元素等。再说，上幼儿园之后，你也不可能整天看着他。所以，与其禁止，不如疏导。

想要改变一个坏习惯，最好的办法就是用一个好习惯替代它。想让孩子不吃零食不现实，那就用健康的零食来代替垃圾食品。只要能把零食吃对了，它也能对孩子的健康有好处。

我们可以在家里给孩子准备一些健康零食，定时给孩子吃，让他养成良好的吃零食习惯。与此同时，用健康又美味的零食，让孩子分辨并且抵制垃圾食品中人工添加物的味道，这会给孩子一生的健康奠定良好的基础。

那么，哪些零食才是健康的呢？大家可以参考《中国儿童青少年零食消费指南》的建议。正是因为看到孩子吃零食这一现象是无可避免的，所以，中国疾病预防控制中心和中国营养学会受国家卫计委委托，联合编制这本指南。它把零食分为“可经常食用”“适当食用”“限制食用”三个级别。其中，“可经常食用”的零食，就是值得推荐的，现在我们一起来看看。

“可经常食用”的零食，基本上是低脂、低盐、低糖类食物。比如：无糖或低糖燕麦片、全麦面包、全麦饼干、白水煮蛋、煮玉米、豆浆、烤黄豆、香蕉、西红柿、黄瓜、梨、桃、苹果、柑橘、西瓜、葡萄、纯鲜牛奶、纯酸奶、瓜子、大杏仁、松子、榛子、蒸煮烤制的红薯、地瓜、土豆、不加糖的鲜榨橙汁、西瓜汁、芹菜汁等，它们可以经常吃。

“适当食用”的零食，是含有中等量脂肪、盐、糖类的食物。比如：火腿肠、牛肉片、鱼片、酱鸭翅、肉脯、卤蛋、松花蛋、蛋糕、月饼、怪味蚕豆、卤豆干、海苔片、苹果干、葡萄干、黑巧克力、奶酪、奶片、琥珀核桃仁、花生蘸、盐焗腰果、甘薯球、干地瓜干，以及果汁含量超过 30% 的果（蔬）饮料，如咖啡、山楂饮料、杏仁露、乳酸饮料、鲜奶冰激凌、水果冰激凌等。这些食物，每周吃 1~2 次是比较合适的。

“限制食用”的零食，所有高糖、高盐、高脂肪类零食，都被归入这一类。比如：炸鸡块、炸鸡翅、炸鸡翅根、膨化食品、巧克力派、奶油夹心饼干、方便面、奶油蛋糕、罐头、棉花糖、奶糖、糖豆、软糖、水果糖、话梅糖、蜜枣脯、胡萝卜脯、苹果脯、炼乳、炸薯片、可乐、雪糕、冰激凌等。这些零食，最好少吃或者不吃。如果孩子实在想吃，每周不要超过 1 次。

可能在很多人看来，后两类才更像真正意义上的零食，这也是很多人认为零食不好的原因。现在我们已经知道了哪些零食是可以经常吃的，接下来就可以给孩子客观地介绍垃圾食品的坏处，不建议大家欺骗孩子，我们只需要客观地陈述事实就可以。孩子即便听不懂，也会知道你是在为他好。当然，这也需要家长以身作则，你总不能自己天天吃薯片却不让孩子吃吧？

除了购买现成的，心灵手巧的家长，还可以考虑自己制作一些营养零食，比如，我们可以自制全麦夹心饼干，也可以用蒸熟的红薯、土豆、玉米、芋头或者山药，加入肉泥、虾蓉、碎菜等做成营养小饼，还可以自制小豆沙包、小窝头、紫米糕、枣发糕、果料发糕、什锦饭团等，有兴趣的还可以自制蛋奶布丁、水果布丁等。自制的这些小点心，含糖量会较低一些，比外面购买的更健康。

除了挑选适合吃的零食之外，给孩子吃零食还有时间上的要求。为了不让零食影响正餐，首先量要适度，不能让孩子一下子就吃饱了。其实，最好把零食安排在两餐之间吃，尽量别在餐前半小时至 1 小时之内吃，也不要刚刚吃完正餐就吃。而且，孩子吃零食的时间最好较为固定，比如上午 10 点、下午 3 点左右都可以。只要我们控制好时间和分量，零食非但不会影响孩子的正常用餐和消化，还可以成为正餐的补充，给身体更好的养分。

6 一日三餐，怎样搭配最科学

这一日三餐，我们天天都在吃，可是你要是说谁都知道该怎么吃，那还真未必。虽然说想怎么吃是你的自由，不过假如你想让孩子营养均衡，饮食得当，就不能全都由着自己的习惯和喜好来，我们还是需要一些科学指导。

根据儿童营养学的说法，孩子的饮食，重点不是多么精致珍贵，而是要多样、平衡。膳食平衡这个概念太重要了，简单来说，因为只有对各种食物进行合理搭配，才能满足并且适合人体对各种营养素的需求，不会出现某些营养素缺乏或者过多的情况，让身体处于一个良好的状态。

至于怎样才算膳食均衡，大家应该听过一个概念“USDA 金字塔”。那是，美国农业部花了将近三年时间，耗资近百万美元之后，于 1992 年制定的用于指导大众健康膳食的“USDA 金字塔”。它根据食物营养与健康的关系，把日常食物分成四大类，分别是“应该多吃”的大米、面包、谷物和面条；“适量多吃”的蔬菜和水果；“适量少吃”的鱼、家禽、蛋、干果、牛奶、奶酪和肉类；“少吃或不吃”的脂肪和糖类。多年以来，这个膳食金字塔一直影响极大。

不过后来，这个膳食金字塔也一直在修正。美国农业部后来专门建立了一个网站（http://www.mypyramid.gov/），里面的膳食结构，根据每个人不同的运动量和热量需要，分成了 12 个不同版本。大家在网站上输入自己的年龄、性别和活动量，就可以得出适合自己的饮食结构。感兴趣的朋友可以尝试一下，得出专属于自己的营养建议。

不过，美国人的饮食结构和我们不大相同，大家也不必拘泥于他们的建议。

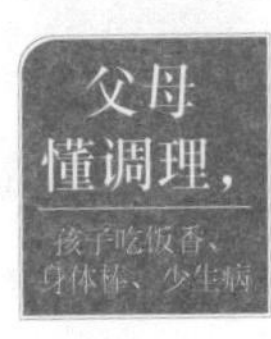

而且对于“蛋白质、脂肪、碳水化合物三大营养素的比例以 1∶1∶4 比较合适”这样的建议，日常生活中可操作性也不强，绝大多数家庭都没条件对每种食物的营养成分进行精确计算。所以，关于孩子每天该吃些什么，这里我给大家一些具体建议。

首先说早餐。你认为牛奶加鸡蛋是完美的早餐吗？错！一份理想的早餐，最好能够包含下面四类食物：碳水化合物类，比如面包、馒头、粥；蛋白质类，主要来源是瘦肉、禽蛋；维生素和无机盐类，主要是新鲜蔬菜和水果；牛奶和奶制品、豆制品。这四类食物中，至少要有三类，才算是合格的早餐。所以牛奶加鸡蛋只具备其中两类，是不及格的。

需要注意的是，虽然理论上我们应该多吃蔬果，但是早餐吃水果的时候，是不适合吃太多的，新鲜蔬菜倒是不妨多一些。学龄前儿童，早餐摄入的热量，占全天总热量的 20%~25% 比较合适，还要特别注意选择更容易消化的。学龄后儿童可以多吃一些。

然后是午餐，午餐是一天中最重要的一顿饭，大人孩子都是如此。理想的午餐，要包含充分的热量和丰富的营养素。可以给孩子多吃点肉类、鸡蛋等含热量较高的食品，当然蔬菜和主食也是必不可少的，蔬菜尽量选深颜色的。午餐倒也不一定每天都有肉，但每周至少应该吃两三次。

如果条件允许，建议主食可以是双色米饭，比如大米掺小米、大米掺紫米。也可以是花色馒头，比如玉米面花卷、小米面馒头等，目的是让孩子吃一些粗粮。

至于晚餐，不适合多吃含蛋白质和脂肪的食物，应该以比较容易消化的谷物类、蔬菜类为主。晚餐食谱中，一半的位置应该留给水果和蔬菜，四分之一是低脂蛋白，剩下的是粗粮食品，比如糙米或全麦面食。

这里给大家一个 7 岁宝宝的一日三餐食谱做参考。

早餐：馒头，面粉 50g，水煮蛋，鸡蛋 50g；拌青菜，新鲜蔬菜 30g，牛奶一杯。

午餐：金银饭，大米 75g，小米 25g；熘鱼丸子，净鱼肉 50g；炒豆角，豆角 150g；豆腐蛋花汤，豆腐 20g、鸡蛋 25g；水果 100g。

晚餐：炸酱面，面粉 85g、猪肉 25g；黄瓜丝，黄瓜 75g。

这就是一个简单丰富的一日菜谱，大家可以举一反三，给自己的孩子制定营养食谱。需要注意的是，3 岁之前的孩子，他们吃饭跟成人不一样，我们不能以“一日三餐”为标准。孩子年龄小，每次吃得少，所以应该少吃多餐。但营养搭配的原则不变，还是要注意多样性，同时也要容易消化吸收。

这里我想要提醒大家的是，“晚餐要吃少”对孩子是不合适的。因为孩子的肠胃功能还没有发育完全，胃的容量也比较小。而且，孩子肝脏中储存的糖原不多，耐受饥饿的能力也比较差。晚餐和早餐相差十多个小时，用成人的标准来对待孩子是不够恰当的。最关键的是，晚上也是孩子生长发育的关键时刻，如果营养无法满足孩子夜间生长的需要，就有可能影响孩子大脑智力的发育。但这并不意味着晚上就要多吃。一般来说，孩子晚餐提供的热量占全天总热量的 30% 比较好，少吃肥肉、油炸食品等不好消化的食物。当然，具体吃多少还是要因人而异，假如孩子已经超重或肥胖，晚餐还是应该少吃一些的。假如孩子身体比较瘦弱，晚上睡前还可以适量加餐，但不要吃太饱，比如喝杯牛奶、吃点水果。

有时有节，肠胃才不受伤

我国古代的养生家，一直都十分重视饮食的节制。被誉为“医书始祖”的《内经·素问》中早就说过：“饮食自倍，肠胃乃伤。”怎样会伤呢？“饮食不节，起居不时者……则膜满闭塞（腹部胀满堵塞），下为飧泄（腹泻），久为肠澼（痢疾）。”孩子更是如此。

那么，到底吃多少才算是有节呢？明代《修真秘要》中是这样讲的：“食欲少而不欲顿，常如饥中饱，饱中饥。”这话听起来比较玄乎，什么叫“饥中饱，饱中饥”呢？其实这就是一种适可而止、不饥不饱的状态。

我的很多脾胃虚弱的小患者，都有吃得太多的毛病。其中一位孩子的父母跟我说：“我们社区医院的医生说，小宝宝得吃成‘蛤蟆肚’才饱了。我们就一直这样给他吃的，怎么就脾虚了呢？”

我问他们，那是孩子多大时候的事，回答说是两三个月。我当时就特别无奈，孩子在哺乳期可以那样吃，怎么能一直持续不变？现在孩子已经 4 岁多了，总照这个标准吃，难怪脾虚呢。孩子的脾胃天生是比较弱的，孩子自己也是不大懂得节制的，这就得父母把关了。

虽然说孩子跟老人不一样，不需要饮食非得七分饱，而是应该补充足够的营养帮助身体生长发育，但是也要适量。父母千万不能唯恐孩子吃得太少，勉强孩子多吃。理论上“努力加餐”是不对的，梁代的陶弘景在《养生延命录》中指出：“不渴强饮则胃胀，不饥强食则脾劳”，勉强孩子吃东西，就会伤及脾胃。而且，孩子一次吃太多东西，胃的负担会很重。虽说暂时可能看不出来，但是会给以后的胃病埋下病根。

正确的吃法，应该是像宋代人张杲在《医说》中所说的那样，“食欲少而数，不欲顿而多”，说多了也就是“少吃多餐”。尤其需要注意的是，“大饥勿饱食，大渴勿过饮”。很多孩子出去玩了半天，回家之后又饿又渴，抱起水杯咕咚咕咚喝上一大杯，拿起吃的就狼吞虎咽，这样对脾胃都是很不好的。古人之所以主张“先饥而食，先渴而饮”，很大程度上就是为了避免这种饥不择食的做法。

所以，大家要谨记药王孙思邈的告诫：“不欲极饥而食，食不可过饱；不欲极渴而饮，饮不欲过多。”翻译过来也就是，不要特别饿了才去吃东西，吃的时候也不能太饱；不要特别口渴了才去喝水，喝的时候也不能太多。这样做，才能避免娇弱的脾胃受伤。

除了有节制以外，为了呵护孩子的胃肠，我们还要注意饮食“有时”。

药王孙思邈在《千金要方》中说过这样的话：“饮食以时，饥饱得中。”意思就是吃饭要定时定量，有规律。道理很简单，孩子的脾胃本来就稚嫩，定时吃饭，胃肠的消化液分泌也就有了规律，能够更好地消化、吸收食物，这对于维持孩子胃肠的正常功能很重要。所以，除了三餐定时之外，我们给孩子加餐、吃零食，最好也要有一定的时间规律，这样才能帮孩子减轻肠胃负担。

当然，作为父母，我们也要起到模范作用。首先你自己就不能有一顿没一顿地过日子，或者一到周末就睡到大中午才起来吃早午餐。这样你会给孩子错觉和暗示，他会觉得，既然妈妈可以这样做，那我也可以。

同时，合格的父母，还需要具备一定的营养学知识。你要根据孩子的年龄、体重确定他所需要的食物分量，这样才是科学的做法。最好制定一份饮食时间表贴在家里，让孩子根据这个时间表来安排吃东西的时间，养成好习惯之后，他会受用一生的。

要想消化好，谨记“食前静、食中专、食后动”

我们先来说为什么要“食前静”。其实吃饭是一件相当消耗体力的事，肠胃的消化更需要气血的支持。如果饭前活动量太大，气血都集中在肌肉等地方，肠胃得不到充足的气血，当然就会影响消化。

所以，孩子在外面踢了半天球，回到家迫不及待饱餐一顿的做法，是对肠胃不利的。我们至少要先休息十分钟，让身体状态平稳下来再吃东西。否则，不仅影响消化，由于运动的时候肌肉活动是由神经系统控制的，这时候管理内脏器官的神经处于一种抑制状态，迅速切换状态，还能会导致内脏功能性紊乱。这也就是为什么要“食前静一静”。

接下来是“食中专”，也就是说吃饭要专心。孔子说：“食不言，寝不语”，有人说他是老古板，但这其实是符合健康理论的。吃饭的时候就应该收敛心神，专心吃东西，这样才能让营养充分吸收。否则，心神不宁，脾胃负重，必有胃病。

假如一家人餐桌上高谈阔论、其乐融融，就餐的环境倒是很舒适。可是孩子还比较年幼，一边吃东西一边说话，很可能会造成食物没有充分咀嚼就咽下去了，加重肠胃的负担，而且也会让一些营养成分难以被身体吸收。时间长了，孩子就可能出现消化系统疾病。当然，在这一点上家长们得以身作则，所有我们不希望孩子做的事情，父母首先不要做，比如在饭桌上看书、看报、看电视，都是不可取的。尤其要提醒家长的是，边吃饭边教育孩子，更是要不得。正所谓“饮食不责”，如果总是在饭桌上数落孩子，很容易导致孩子脾虚。要是你把孩子训哭了更糟糕。孩子边哭边吃东西，很容易把食物误吸入气管里，引起呛咳。

不过，别说安心吃饭了，就连如何让年幼的小宝宝坐下来吃饭，恐怕都是很多家长非常头疼的事情。小孩子天性爱动，你要是不管他，边吃边玩就太正常了。对此，我们不能放任不管，但也不可责备，建议大家循循善诱，帮孩子养成好习惯。比如，你可以固定就餐时间，固定就餐位置。家里要准备合适儿童高度的餐椅，让他跟所有家庭成员一样坐下来吃饭。边吃边玩的习惯从一开始就要杜绝，让孩子明白，吃饭是一件需要安安静静认真完成的事情。此外，虽说吃饭不能太快，应该细嚼慢咽，但为了让孩子专心吃饭，建议大家控制吃饭时间，最好在半小时内完成。假如孩子半个小时还没吃完，你也要狠狠心让他停下，不要无限延长吃饭时间，这是为了让他有“这顿饭”与“下顿饭”的概念，有助于养成好习惯。

最后是“食后动”。大家不要误会，我不是说孩子吃完饭就应该马上去踢皮球，而是想要强调，不要吃了饭就窝在沙发上或者躺在床上。明朝内府大御医龚廷贤在他的著作《寿世保元》中说：“食后便卧令人患肺气、头风、中痞之疾，盖营卫不通，气血凝滞故而。”虽然大家未必完全明白他在说什么，但肯定清楚，他是在说吃了就躺着是不好的。

为什么不好呢?

吃完饭一直坐着不动，容易造成食物在胃里停滞，气血凝滞，有可能出现肺气、头风等种种病证。假如饭后散散步，可以帮助胃肠蠕动，促进消化吸收。这也就是为什么古人养生强调“饭后百步走”。不过，这个运动也是有讲究的，一定不能是剧烈运动，也不能是放下筷子就出门运动。假如是身体比较强壮的孩子，建议吃完饭十多分钟之后可以做一些慢慢散步的轻微运动。假如是体质比较差的孩子，要至少休息半小时再运动，而且动作宜缓不宜急，运动量宜少不宜多。

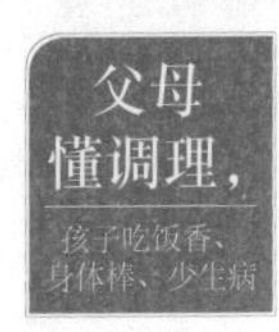

总而言之，要想让孩子消化好，除了饮食定时定量，还需要让他们养成良好的进餐习惯。饭前不要有太大活动量，吃饭的时候安安静静专心吃，吃完饭稍微活动一下帮助消化。如果孩子能坚持这样做，就会为肠胃的工作提供良好的环境保障，更有利于营养的消化吸收。

9 应时应地，健康的食物

如今的菜市场上，一年四季的蔬菜种类几乎没有什么变化，夏天我们照样可以吃到大白菜，冬天也一样可以吃黄瓜、西红柿。我小时候，能在冬天吃到西瓜，那是不大可能的事情。现在呢？再简单不过了。很多年轻人对蔬果已经没有了季节概念，反正在大超市里，任何时候我们都可以买到自己想吃的蔬菜水果。所以，他们对反季节蔬果更没概念。

所谓反季节蔬果，一般来说主要有下面三种来源：一个是大棚蔬菜，大棚里面温度没什么差别，蔬菜们也就没什么季节的概念。另一个是从远方运来的。当然，基本上是从温暖的南方运往北方的。所以冬天你在北京可以吃到海南、云南种出来的辣椒、西红柿。还有一类是从冷库里拿出来的储藏蔬菜，比如蒜薹等。

这些蔬菜，的确可以在冬春季节，让身在北方的人们餐桌上的食物种类更丰富，让人多吃两碗饭。可是，且不说大棚蔬菜的农药和激素等食品安全问题，单从营养学角度来看，它们也不应该是餐桌上绝对的主角。因为对身体最好的、真正健康的食物，是应时、应地的，这些食物并不符合标准。

《黄帝内经·素问》中有一句名言叫“司岁备物”，意思是说我们要遵循大自然的时节来准备食物、药物。为什么呢？因为根据岁气来采备药物，能够得到天地专精之气，疗效会比较好。如果不是司岁的药物，尽管本质相同，但是等级和层次却不一样。比如，气味有厚薄的不同，性能有静躁的不同，疗效有多少的不同，药力有深浅的不同等。

食物也是一样的道理，与节气相顺应的食物，顺应自然万物生长的规律，顺应春生夏长秋收冬藏寒热消长的规律，能够得天地之精气，气味醇厚，营养价值高。大家在冬天吃到的西红柿，是不是没有夏天自然成熟的口感好？在中医看来，食物是由气味组成的，而它的气味只有在当令时，也就是生长过程符合节气和它自身的生命规律的时候，才能得天地之精华，味道才会好。

孔子也说："不时，不食。"就是说，不符合节气的食物，不要吃。不仅蔬菜水果如此，肉类也一样。比如古人说："冬鲫夏鲤，秋鲈霜蟹"，那是有道理的。比如，为什么是"冬鲫"呢？因为夏天水温高，鲫鱼活动量大，当然就身体健壮、肌肉发达，可是要瘦一些。而到了冬天，它要猛吃食，囤膘过冬，自然肉肥籽多。

除了应时之外，我们还要"应地"。正所谓"一方水土养一方人"，我们所生活的地方的气候和环境，造就了我们的体质，所以当地的食物，往往是最适合当地人吃。

我小时候，物资比较贫乏，但由于父母都是医生，家里的条件算是不错的，我母亲从来不给我吃反季节的食物，她和父亲一直教导我，我们生活在世间，跟天地日月是相应的，人脏腑气血的运行，和自然界的气候变化密切相关，也就是所谓的"天人相应"。为此，我们需要天人合一，也就是顺应四时不同节气来调整饮食需求，做到内在机体与外在环境和谐一致，这才是最能颐养生命的。这个道理，我一直贯彻遵循，希望你也能试试看。

10 按部就班添辅食，帮孩子平稳度过断奶期

添加辅食这个问题之所以重要，是因为临床上很多孩子的消化系统疾病都跟辅食添加的不妥当有关系。其实只要广大家长能够掌握相关知识，宝宝完全可以少受很多罪，也可以成长得更健康。

一般来说，现在的妈妈都不会突然给孩子断奶了，这种做法除了会让孩子的肠胃极度不适应，还会给孩子的心理带来巨大的失落感，是非常不可取的。大部分有常识的妈妈都懂得，逐渐断奶比较好。现在我们较为认同的观点是，孩子最好在 8 到 10 个月开始尝试断奶，在 10 到 12 个月的时候完全断奶。在孩子的断奶期，辅食的添加是非常重要的。

作为婴儿最理想的食物，当然是母乳，宝宝对母乳的接受是无条件的、自然的。从母乳换到其他食物，这意味着孩子的肠胃要开始接纳很多的不适应，这当然是需要一个过程的，也是需要循序渐进的。

现代营养学认为，母乳喂养的孩子，6 个月之后就可以给他添加辅食了。如果是人工喂养的孩子，4 到 5 个月就可以添加了。因为 4 个月大的时候，宝宝的消化器官已经逐渐健全，味觉器官也发育了，消化能力逐步提高，可以消化一些淀粉类的半流质食物了。

但是，什么时候给孩子吃什么辅食可是有讲究的。您要是一开始就给孩子吃肉，他的肠胃得多健壮才能承受啊?

辅食的添加顺序是这样的：淀粉（谷物）—蔬菜—水果—肉类，辅食的质地应该按照“液体—泥糊—固体”的顺序添加。这样才能有效避免消化不良或

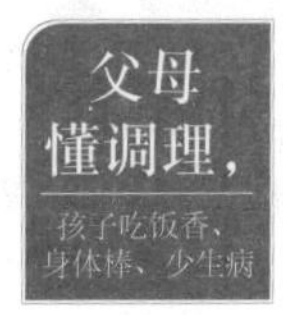

者营养不良。

相信大家应该不难理解为什么是这样的顺序。孩子几个月的时候还没有长牙，当然是流质或泥状的食品更容易消化吸收。但是也不能长期只吃这些，因为随着宝宝开始长牙，就得吃点固体食物了，这有利于孩子发展咀嚼能力。

很多孩子一生中除了母乳之外吃到的第一种食物是蛋黄，虽然鸡蛋营养丰富，但我不建议大家这么做。虽然和蛋清相比，对蛋黄过敏的孩子比较少，但毕竟还是有的。所以，6 个月之前的宝宝，不建议给他添加蛋黄，7 个月之后可以尝试。

由于大部分孩子都不会对大米过敏，所以给孩子添加的第一种辅食，可以是米糊。米糊之后半个月，我们可以试着添加菜泥了。首选胡萝卜泥、豌豆泥、南瓜泥等根茎类蔬菜。孩子适应了蔬菜泥之后，可以慢慢给他尝试水果泥，比如苹果泥、香蕉泥等。再然后，可以添加肉糊了。美国儿科学会推荐给孩子添加的第一种固体食物就是肉糊，因为它是蛋白质、铁和锌最丰富的来源。

所以，总体来说，我们给孩子添加辅食的类型，可以是米糊、菜泥、果汁等，然后是浓米糊、鱼泥、肉泥、蛋黄等，接下来是软米饭、烂面条等。从一类辅食过渡到另一类的时间，可以是一二周。比如，给宝宝吃了一两周蔬菜泥，就可以尝试水果泥。

至于每种辅食的分量，没有绝对要遵循的比例，大家可以根据孩子具体情况灵活安排。只要孩子吃完以后不哭不闹，睡眠很好，生长发育正常，就说明辅食的添加是足够的。

当各种辅食孩子都能接受之后，差不多也快要断奶了。这时候，孩子已经出牙，消化能力也逐渐增强，辅食慢慢就变成主食了。此时大家记得一定要把握多样化的原则，在保证食物软烂、容易消化的前提下，米面、豆类、薯类、肉类、鱼虾、蔬菜、水果等各种食物兼顾，才能保证孩子摄入足够的营养供其生长发育。

11 偏食挑食，并不一定是饭菜不香

说起偏食挑食，很多家长也不太有发言权，因为他们自己就有这毛病。可是，不管自己是不是心虚，都不能让孩子挑食，儿童时期的营养，对人一生健康的意义太大了。

不管是孩子体格的发育，还是智力的发育，都跟儿童时期，尤其是婴儿时期的营养有关系。假如孩子挑食偏食，意味着他们很有可能会缺乏某些营养。这不仅仅是能不能长高的问题，还跟孩子的脑力发育、学习能力密切相关。

所以对于孩子挑食偏食这个问题，家长们普遍还是比较重视的。除了想着法儿地变花样，还用尽浑身解数威逼利诱，希望孩子多吃一口自己精心为他准备的营养餐。可惜，总是事与愿违的时候多。再说，你也不能追到幼儿园监督孩子吃饭吧?

也有很多人觉得，孩子不爱吃饭，那得怪饭菜不香，其实未必。有些孩子吃吗吗香，胃口好得不得了，而有的孩子就是不爱吃饭，吃啥都挑挑拣拣，一脸不耐烦。当然，更多的孩子是见到喜欢的食物吃个不停，不喜欢的一口不吃。不管是哪种孩子，他们饮食习惯的养成，都是有原因的。

网上曾经流传过一段子："终于知道爸爸妈妈为什么从来不挑食了，因为他们买菜的时候从来不买自己不喜欢吃的东西。"虽是笑话，但是一针见血地指出了一个重要问题，很多孩子的挑食偏食，都是跟父母学的。假如你经常在孩子面前说这个不好吃，那个味道差，会潜移默化地影响孩子，让他把食物分成三六九等，挑挑拣拣。而且，如果父母挑食，家里做饭从来不买某些食物，孩

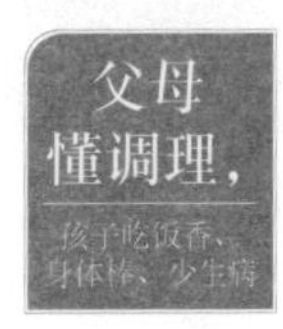

子在幼儿园吃到这些陌生食物的时候，也很有可能不会接纳。

除了父母的饮食偏好引起孩子挑食之外，家里的食谱过于单调、父母过度骄纵溺爱孩子，不能按时定量进餐等不良饮食习惯等，都是孩子挑食的原因。而这些还都是外部原因，现在我们来看内因。

这往往是最根本的。孩子挑食偏食甚至厌食，根本原因是胃口不好。没食欲的时候，吃东西自然会挑三拣四的，大家自己应该也有体会。

现代营养学认为，缺乏某些微量元素，比如锌，往往会导致孩子食欲不振。因为如果口腔唾液中味觉素含锌量不够，味蕾的敏感度就会降低，孩子会觉得食物没有味道，所以会缺乏食欲。因此，给孩子多吃一些含锌丰富的食物，比如生蚝、瘦肉、鱼类、麦芽、牛奶、核桃、芝麻、紫菜、动物肝脏等，可以改善孩子没胃口的症状。

而我们中医则认为，孩子胃口不好，主要是因为脾胃运化失常、津液耗伤。所以，应该选择一些有补中益气、健脾养胃作用的食物给孩子吃，比如粳米、糯米粥等。如果孩子食欲不振的情况比较严重，还需要用鸡内金等中药来帮助消积滞、健脾胃、助消化。

另外，对于胃口素来不好的孩子，建议大家在日常生活中注意给孩子调养脾胃。孩子脾胃运化正常，消化功能强大，不仅不容易出现消化系统疾病，而且胃口也会很好。这里我给大家两个简单的小偏方，平时食欲不佳的孩子可以经常吃点。

第一个是无花果。新鲜的无花果季节性特别强，不好保存。秋天无花果成熟的季节，直接取用效果就特别好，每天吃 1~2 个，能帮孩子强化胃肠，对腹泻和便秘都有调节作用。然后大家可以把它煮成糖水或制成咸无花果酱保存起来备用，这样就能经常给孩子食用了。

第二个是姜汤。不过这个姜汤跟治疗风寒感冒的姜汤有点不一样，是要加入蜂蜜或者黑糖的。在我国古代民间，这个方子被广泛应用，对于吃不下饭的孩子会有增加食欲的效果。大家不妨一试。

孩子长得慢，可能是缺乏微量元素

在谈这个问题之前，我们得先谈谈什么是“长得慢”。很多家长完全是凭感觉，觉得班上别的孩子都长个儿了，自己孩子还没长，那就是长得慢。这样肯定是不科学的。

这里给大家一个友情提示，假如你想让孩子长高，又担心自己不能把握好最佳生长时机，建议你可以给孩子做个骨龄检查。骨龄其实也就是骨骼年龄，它跟孩子的身高关系极其密切。由于每个年龄阶段的身高，都跟成年后的身高具有高度相关性，所以，根据当前的骨龄，能预测出孩子还能长多高。同样，骨龄检查，能够非常准确地反映出孩子目前的生长发育水平和成熟程度，比看年龄要可靠多了。

这一生，只需要给孩子做两次骨龄检查，一次是孩子 4 岁的时候，因为 3 岁以前是孩子长身高的第一个飞跃期；第二次是刚过 8 岁，因为孩子长身高的另一个飞速增长时期是青春期，男孩一般是 9 到 14 岁，女孩一般是 8 到 13 岁。错过了这两个时期，再想长身高就很难了。

孩子最终的身高，取决于很多因素，遗传当然是主要原因，但是后天因素也很关键。假如是一些疾病引起的，比如胰岛素功能障碍等，我们可能无能为力，但假如是因为营养问题导致孩子后天没发挥好，那就太可惜了。

所以我会建议大家有条件的话给孩子测一下骨龄，假如孩子真的生长比较慢，那就要赶紧找原因了。在日常饮食方面，一定要注意微量元素的补充。因为很多家长都知道给孩子补充营养，但往往是大鱼大肉、牛奶鸡蛋，以补充蛋白质为主。他们不知道，缺乏一些微量元素，也会让孩子生长缓慢。

孩子最有可能缺乏的常量与微量元素，一般来说有四种，分别是锌、铁、钙、碘。其中，缺锌和缺钙会让孩子发育不良，大家尤其要引起重视。

但是问题又来了，我们怎样才能知道孩子缺不缺微量元素呢？医院是可以检测的，有血液检测也有头发检测，但我并不推荐大家去做，因为目前世界上还没有一个统一的微量元素正常值范围，测出来了某一天的数值，也不能帮我们判断孩子是否缺这种元素。想要判断孩子是不是缺微量元素，关键还是得看症状。

一般来说，假如孩子出现厌食、挑食、生长发育迟缓、反复感冒、口腔溃疡、贫血等症状，都可能是缺了某种微量元素。比如，缺锌的早期表现就是食欲降低，然后会有味觉减退、生长发育迟缓、反复感冒、腹泻和口腔溃疡反复发作等。缺钙主要表现在神经系统、血液循环系统等方面，比如夜惊烦躁、手脚抽筋、出牙晚及牙齿不齐、生长迟缓等。大家可以结合具体症状来判断。

假如知道孩子缺乏某种微量元素，我们就可以有针对性地补充了，最安全健康的办法还是食补。如果是缺锌的孩子，可以多吃一些莲子、花生、芝麻、核桃、蛋类、瘦肉、动物肝、奶制品、紫菜、海带、香菇、赤小豆、荔枝、栗子、虾、海鱼、瓜子、杏仁、芹菜、柿子等，它们含锌都比较丰富。假如孩子缺钙，可以多吃一些海鱼、菠菜、大豆制品、花生、绿色蔬菜、柑橘、山楂、瓜子、芥菜、枣、虾、鱼、海蜇、海带、紫菜、虾皮、芝麻、萝卜、杏仁、西红柿、蛋等。当然，还要每天喝牛奶，可以更好地帮孩子补钙。

需要提醒大家的是，很多家长一看孩子缺微量元素，就给他们买来保健品大量补充，这样做是有安全隐患的。微量元素在体内不是越多越好，如果过度补充，也会造成轻度中毒，引起孩子发育迟缓。比如，补充锌元素过量，可能会干扰体内铁、铜的吸收利用，孩子容易发生肠胃炎，甚至出现呕吐、恶心等症状。

所以，微量元素的摄入，需要把握好度，只有让体内各种营养素保持平衡状态，才能让身体更健康。而从最根本上来说，还是取决于健康、均衡的膳食结构，这需要我们从日常生活中的每一餐饭做起。

瘦弱的“豆芽菜”，得给他健脾开胃

按说以今天绝大多数人家里的条件，孩子的营养都是能保证的，营养不良的情况不大可能出现吧？但是，很多带着孩子来找我的父母，都特别困惑，他们认为家里生活水平还不错啊，虽说不能天天山珍海味，可是肉、奶、蛋从来也不缺，怎么就把孩子吃得面黄肌瘦像根豆芽菜呢？

其实孩子的胖瘦，关键是要适度，太胖了不好，太瘦了肯定也不行。孩子的体重和身高一样，每个年龄段都有那个年龄段的标准。比如 5 岁的男孩子，体重应该在 16.6~21.1kg。如果比正常体重范围轻很多，甚至 10% 以上，那家长就要考虑一下是不是需要看看医生。

尤其是孩子比较消瘦同时面色也发黄，就更应该看看中医，这一般都是脾胃有问题。孩子身体健康，面色应该是白嫩的，不会发黄。根据中医理论，五脏与五色是相对应的，心肝脾肺肾分别对应赤青黄白黑。所以，脸色发黄，对应的就是脾胃的问题。脾虚，反映在脸上就是脸色发黄。

至于孩子的消瘦，也不是正常现象。虽说由于遗传等各种原因，孩子胖瘦有别。但假如不是像非洲儿童一样食不果腹，孩子的脾胃功能又都正常，也不至于消瘦。脾主运化，它负责将消化吸收的营养物质输送到全身，脾胃虚弱，孩子自然很难肌肉强健。

可是，孩子好端端的脾胃，怎么会变虚弱呢？原因可能是多方面的，孩子如果是早产儿，可能天生就气血不足、脾胃虚弱；孩子长期饮食不节、过食寒凉、不合理用药、营养失衡等，都有可能损伤脾胃。

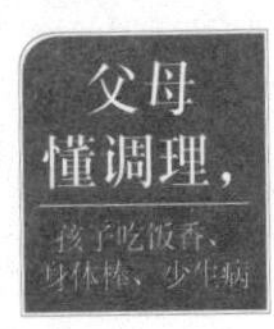

给大家讲一个典型的例子吧。有一次，一个小患者进到我的诊室时，嘴里还在吃东西。据孩子妈妈说，这孩子特别爱吃冰激凌，还爱吃海鲜。后来听说小孩子不能吃太多这些寒凉之物，就控制不让他多吃了。但由于孩子一直消瘦，家长总想让他胖一点，所以孩子基本上除了一天三顿饭之外，上午下午各有茶点，晚上有夜宵，零食也是随身带着。可是，即便这么吃，孩子还是不长肉。没办法，他们这才来看医生。

这个孩子的消瘦，就是典型的脾胃虚弱造成的。本来吃寒凉太多就已经伤及脾胃了，家长以为孩子营养不够，就想尽办法让他多吃东西，结果反而增加了肠胃的负担，脾胃进一步受损，进入了一种恶性循环。所以，吃得再多再好，肠胃不能吸收，很难有好气色和好身体。

我给他们的建议是，一定要注意少吃寒凉食物，饮食有节，慢慢调养脾胃。除了给他们开一些健脾胃的药物之外，还叮嘱他多吃红枣、莲子、山药、百合等，少吃海鲜、螃蟹、油炸食物以及冷饮、冰激凌、西瓜等寒凉之物。简单来说，不易消化、过于油腻的食物先不要吃了，多吃一些清淡、富含维生素与微量元素、容易消化的食物。并且，孩子尽管消瘦，也不要让他吃太多了，过饱反而会伤及脾胃，有损孩子的食欲。

另外，建议大家日常生活中还可以稍微给他们多吃一些五谷杂粮。比如小米，能健脾和胃；玉米，能健脾利湿；赤小豆，能健脾补血，都是补养脾胃的好食材。但是，杂粮不太好消化，所以最好煮成粥，煮得熟烂才好。

还有一些中药，比如山药、茯苓、扁豆、莲子、芡实、薏苡仁等。这些药物同时也是食物，强健脾胃功能的效果很好，比较安全方便。大家不妨试试看，比如做山药粥，把山药洗净切块，跟粳米一起煮至熟烂就可以。它能够健脾和胃，适合孩子长期食用。还有莲子粥、红枣粥等，都可以给孩子适当多吃点。

由于小孩子的病理特点常常表现为“脾常不足，肝常有余”，所以我建议大家多给孩子喝一点健脾的粥汤，不要等到孩子已经出现严重的消化不良的症状了再去想办法。

爱吃肉的孩子易上火，应注意营养均衡

不知道是远古狩猎生活的基因残留，还是肉好吃，爱吃肉的孩子，总是比爱吃蔬菜的孩子多太多了。而家长们呢，又觉得肉更有营养，往往也不拦着或者适当引导。结果，很多孩子越来越爱吃肉，甚至发展到一口青菜都不吃的地步。

假如您家里就有这样一个特别爱吃肉的孩子，可能就会有这样的体会：孩子很容易上火，动不动就口舌生疮、喉咙肿痛、眼屎变多，晚上也睡不安慰。上火的时候，只要稍微外感风邪或者寒邪等，马上就感冒，让家长们伤透了脑筋。

为什么会这样呢？中医认为，所谓“上火”，其实就是人体阴阳失衡。孩子们，尤其是宝宝，是“纯阳之体”，他们的体质相对偏热，本身就容易出现阳盛火旺的现象，也就是大家说的上火。

再加上孩子的肠胃处于发育阶段，消化等功能尚未健全，如果吃肉太多，过剩的营养物质难以消化，就会积食，食积化热，也会上火。而且，肉类属于高蛋白质食物，过多肉类的摄入，就是火的来源。当体内积累太多火的时候，就会上火。

只不过，这火也是有各种不同类型的。首先“上火”有外来之火和内生之火之分。孩子感冒时的发烧、嗓子痛，这都是外生之火。而内生之火，可以分成心火、肺火、胃火、肝火和肾火，它们又分别有虚实之分。这里我不打算多讲，大家可以记得，孩子身上的火，通常都是实火，而且除了肾火不常见，其它四种火，在孩子身上都比较容易见到。

所有这些火，都有可能让孩子出现扁桃体炎、口角起疱、便秘、小便发黄、不肯吃饭、烦躁不安、眼屎增多等状况。虽然看起来不是什么大毛病，但如果上火的同时受到外部侵扰，如风寒以及各类病毒，就会引发感冒、腮腺炎、水痘等病症。

所以，为了让孩子不那么容易上火，我们最应该做的就是从饮食上入手，注意营养均衡，不让孩子内火过剩。

如果说我小时候父母还需要担心营养不够，那么今天的孩子身上基本不存在热能摄入不够的问题。我们的营养状况有了巨大改变，很多过去的经验和老观念已经不再适用。肉类早已不是我们健康的必需品，反倒成了健康的威胁，家长心里一定要有这个认识。

当然，这也不是说，孩子就不能吃肉。肉类富含优质蛋白质和铁锌等矿物质，对孩子的发育成长都很重要。对孩子来，爱吃肉和爱吃菜同样不好，偏爱任何一种食物，都有可能因为偏食造成营养不良，对孩子的生长发育是非常不利的。而这种影响，很可能是一生的，因为孩子小时候的饮食习惯，长大以后也往往会保持。

《黄帝内经》认为理想的饮食结构是：“五谷为养，五果为助，五畜为益，五菜为充。”唐代的药王孙思邈在《千金要方·食治》中，将这一观点发扬光大，他把食物分成果实、蔬菜、谷米、鸟兽四大类，每一类都不可或缺，这是非常科学合理的饮食观念，是我们现代人应该牢记的。

为此，我们家长需要做的，是要尽量帮助宝宝养成营养均衡的饮食习惯，少量吃肉、吃瘦肉，并且让他们有吃蔬菜和水果的习惯。比如，给小宝宝吃肉的时候，尽量搭配点蔬菜泥。

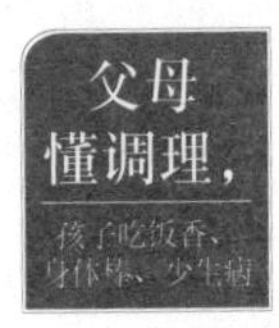

如果孩子还小，我们最好在 1 岁以前，就让宝宝品尝到不同的蔬菜口味，让他接触到这些味道，长大以后就会对这些蔬菜的味道更容易接受。在给他烹制蔬菜的时候，可以遵循先茎后叶的顺序，还要切得细一些，碎一些，免得让孩子因为卡到喉咙而对蔬菜心生恐惧。

等到孩子再大一点，可以有意识地通过讲故事的形式，让孩子知道吃蔬菜的好处和不吃蔬菜的后果。只要你肯用心，就能培养起孩子对蔬菜的兴趣，也让孩子的身体更结实、更健康。

15 孩子反复过敏，是不是吃了致敏食物

以前跟父亲学习的时候，也见过不少过敏的孩子，可是跟现在相比，那真是小巫见大巫。我自己有切身体会，近些年，接诊的过敏孩子的人数越来越多。

这不仅仅是我的个人体会。2015 年 9 月，中国疾控中心发布的“0 到 2 岁城市婴幼儿过敏流行病学调查结果”也显示，近年来我国婴幼儿过敏性疾病发病率迅速上升。有超过四成的家长表示，自己的孩子曾经或者正在经历过敏症状。

过敏的原因可能是多方面的，有些孩子是吸入了尘螨、花粉、棉絮等引起过敏，有些是接触了化妆品、碘伏、塑料玩具等过敏，有些是注射青霉素或动物血清，昆虫刺伤等过敏，还有一些是肺炎双球菌、金黄色葡萄球菌等感染性过敏源引起了过敏。

除了以上种种之外，最容易引起孩子过敏的，还有一个重要原因：食物过敏。很多家长可能没有意识到这一点，导致孩子反复过敏。有朋友问我说：“我家孩子只要一吃杧果身上就痒，怎么回事啊？”这就是典型的食物过敏。

现代医学认为，所谓过敏，是因为我们的身体无法承受某种东西带来的刺激，所以就把这种东西当作侵略者，身体会产生一种叫作免疫球蛋白的抗体。当我们再次接触到这种东西的时候，抗体就会报警，身体开始分泌一些物质来赶走侵略者。但是，身体分泌的这些物质，也会带来一定的不良反应，表现出来的就是红肿、发痒、疹子、流鼻涕或呼吸困难等过敏症状，有的轻一些，有的重一些。

虽然到底是什么导致孩子食物过敏，现在还没有定论。但一般认为，遗传和食物抗原暴露，是孩子食物过敏最主要的两个因素。遗传因素恐怕是我们目前无能为力的，可以做的，只能是在饮食上多加注意。

理论上来说，任何食物都是有可能让人过敏的，但幸好它只是理论。各种食物的致敏性不一样，所以我们很少见到有人对大米、白菜过敏，而对鱼、虾、牛奶过敏的就比较多。对绝大多数孩子来说，比较容易引起过敏的食物主要集中在下面几类里：

首先就是蛋白质丰富的食物，主要是牛奶、鸡蛋；

然后是海鲜类食物，比如鱼、虾、蟹、贝类等；

接下来是有特殊、浓烈气味的食物，比如葱、姜、蒜、韭菜、香菜、羊肉等；

还有一些菌菇类食物，比如香菇、蘑菇等，干湿都可能导致过敏；

某些植物的种子，比如豆类、花生、芝麻等；

酒类等含有真菌的食物，比如米醋、酒酿、酒糟等。

另外还有一些水果也容易让人过敏，比如菠萝、荔枝、草莓、杧果、猕猴桃、无花果、葡萄、柿子、西红柿及某些热带或进口水果。

这些食物大多数属于异性蛋白质类。当然，我并不是说这些食物容易让孩子过敏，你就从此再也不要给孩子吃了。只是提醒大家，这个列表上的食物，我们要格外留心，在给孩子吃之前，一定要一样一样慢慢地分开尝试。

比如像之前那位网友，给孩子吃了杧果之后，孩子浑身发痒，这就是过敏反应。一旦出现过敏反应，应该马上停止，短期内别让他再吃了。

有一年秋天，一个 4 岁的小朋友被送到医院的时候，眼睛肿得跟小金鱼似的，还特别红，看着就让人心疼。身上还起了很多小疹子，给他痒得又抓又挠，哇哇大哭。我一问，原来是吃螃蟹闹的。这个小朋友的爸妈爱吃海鲜，也给小朋友吃了点螃蟹，没想到他特别爱吃，还爱带着壳咬。不过爸妈发现，他一吃海鲜就出状况，要么眼睛红，要么嘴唇肿，要么出小红疹子，就不给他吃了。可是这天，爸爸妈妈全都不在家，小朋友自己找到了姥姥刚做好的螃蟹。他倒是吃了个痛快，结果，没一会儿，眼睛就肿成这样被送到医院了。

像这位小朋友的情况，短时期内这虾、蟹，他是肯定不能碰了。为什么我说短时间内呢？因为有些食物，比如鸡蛋，有 80% 对鸡蛋过敏的孩子，6 岁之后过敏反应就自己消失了。但还有些食物，比如果仁，孩子可能会一生都对它过敏。所以，如果我们发现孩子对某些食物过敏，可以过一段时间之后，再少量尝试，看孩子反应如何。一般来说，不满 1 岁的婴儿，最好母乳喂养，辅食不要给他吃海鲜和葱、姜、蒜类刺激食物。吃鸡蛋的时候，最好也只吃蛋黄。1 岁以后，再尝试着给他吃蛋清。至于花生等坚果类食物，最好到 3 岁以后再尝试。只要我们稍加注意，就可以让孩子免受过敏之苦。

不过，还有的家长问我，需不需要给孩子做过敏源测试。对于这个问题，如果不是严重的过敏，不建议 3 岁之前的孩子做皮肤点刺实验。假如孩子已经确诊是过敏性疾病，比如过敏性鼻炎、支气管哮喘等，就应该尽早进行过敏源检测，找出病因，做好预防。

乱补营养品，反而让身体遭殃

清人徐大椿在《医学源流论》中说过这样一句话："误用致害，虽人参、甘草亦毒药之类也。"大人尚且不能乱补，对身体娇嫩的孩子来说，更是这样了。

正所谓"虚则补之"，我们中医所说的"补"，往往是针对"虚"而言的。也就是说，身体"虚"的人，才需要去"补"。假如本来就没有虚的症状，干吗要去补?

虽然小孩子的脏腑没有发育成熟，但是他们的生机特别旺盛蓬勃，身体处在一个不断发育的状态中，就好像初升的太阳一样，我们只需要确保供给他身体发育所需要的营养，他们自己就可以顺应自然规律，茁壮成长。

一般情况下，孩子极少会出现"虚"的表现。即使是"虚"，也只是脾虚。我们成年人和老人大都是肾虚，这在孩子身上是不存在的。现在市面上的补品大都是针对中老年人的，所以，孩子不能随意服用成人的补药。

就拿人参来说吧，乱吃人参中毒的大有人在。甚至有一个小孩，只吃了一点人参精，就开始烦躁不安、血压升高。一般来说，乱补人参的孩子，会出现极度兴奋、烦躁失眠，甚至精神错乱的症状。所以，家长千万不要觉得人参是好东西就给孩子吃。

除了大补的人参、灵芝不能乱吃，熟地黄、龟甲、鳖甲、首乌等滋补性的中药，孩子也不能乱服。因为孩子的脾胃通常比较虚弱，吃了容易出现消化系统症状，比如食欲减退、腹泻或便秘、上腹胀闷、苔腻等，临床上我可没少见。

既然中药补品不能乱吃，那各种维生素片、鱼油、螺旋藻等保健品能不能吃呢？

给大家讲一个例子。上半年我接诊过一个10个月大的婴儿，体重到了13.5kg。这是什么概念呢？是一个正常3岁孩子的体重了。一个健康的10个月大男婴儿，体重应该是8.6kg~10.6kg。这个体重严重超标的宝宝，后来被诊断是脂肪肝。

到底家长给孩子吃什么了，让他仅仅10个月就这么重？我问完之后才知道，为了让“大胖宝宝”健康成长，全家人想尽各种办法给他补充营养。不仅给他吃氨基酸、复合维生素，还补锌、补钙、补铁等，唯恐他缺什么营养素。结果，就让孩子营养严重过剩了。

我们和孩子的健康，都要靠均衡、科学的膳食结构调整，各位没有听说谁靠吃各种营养品长命百岁的吧？不管你有多爱孩子，小苗就得一天天慢慢长，想要揠苗助长，那是对孩子身体的严重摧残。

除了会让孩子长成“小胖墩”体重超标，体态变形之外，乱补营养品还有可能导致孩子性早熟，引发脂肪肝，甚至导致免疫系统疾病，给孩子未来的人生都带来严重的健康隐患。

如果你真的关心孩子的健康，就应该从餐桌上入手，让孩子享受真正的食物、健康的食物。只要孩子生长发育正常、饮食均衡，是没有必要额外补充维生素或其他营养素的。那些乱给孩子补营养品的家庭，往往都是家庭条件还不错的，只要饮食结构比较合理，完全可以从每天的饮食中摄取足够的营养。只有那些先天不足或者健康状况不好的孩子，才需要考虑额外的营养素，但这也需要遵医嘱，至少得咨询过营养师才行。无论如何，擅自给孩子补充营养品的做法是不可取的。

吃出来的肥胖儿，还能吃回去

在中国古代养生家和士人的观念中，节制饮食是普遍共识，根本不需要医生强调。不管是《吕氏春秋·本生》中的“肥肉厚酒，务以自强，命之曰烂肠之食”，还是嵇康《答向子期难养生论》中的“穰岁多病，饥年少疾”，抑或是晋人杨泉在《物理论》中所说的“谷气胜元气，其人肥而不寿；元气胜谷气，其人瘦而寿。养性之术，常使谷气少，则病不生矣”，都在强调恣食大量肥甘厚味无益健康。尤其是已经偏肥胖的人，更应该缩食。

很多人会觉得这些养生理论不适用于孩子，的确，孩子跟成人存在体质上的差异，确实应该区别对待。但在这个问题上，药王孙思邈主张的“厨膳勿使脯肉丰盈，常令俭约为佳”，同样适用于今天营养普遍过剩的孩子。

我的消化系统疾病小患者里面，相当一部分都是肥嘟嘟的，很多小朋友的胳膊都分节了，已经不像莲藕，而是像轮胎了。这些胖乎乎的孩子，看着固然可爱，可是健康状况也在亮红灯。肥胖儿童不仅长大后容易变成肥胖的成人，而且小时候的肥胖，与长大后的许多慢性疾病直接相关。即便我们不管以后，只说眼前，肥胖儿童的健康状况也是让人担忧的。肥胖的孩子不仅容易患呼吸道疾病，而且心肺功能降低，给学习和生活都带来了很大不便。除此之外，很多人没有意识到，在很多文化里，肥胖都在某种程度上意味着低劣、愚蠢、丑陋和邋遢。即便是学校的孩子和老师，也都会有意无意地歧视肥胖的孩子。

耶鲁大学和夏威夷大学的研究人员发现，从 3 岁开始，孩子们就有可能嘲笑、拒绝、欺负或用其他方式侮辱肥胖的同龄人。这也就意味着，肥胖的孩子很有可能受到心理上的折磨。看到这些，你还坚持认为孩子就应该胖一点才好吗？当然，孩子肯定也不能面黄肌瘦，而是应该保持在一个合理的体重范围内。

一般来说，当孩子的体重超过同性别、同月龄孩子标准体重的 20%，就可以认为是“肥胖”了。当然，肥胖也有程度的不同，超过标准体重的 20%~29% 是轻度肥胖，超过标准体重的 30%~49% 是中度肥胖，超过标准体重的 50% 以上是重度肥胖。对于重度肥胖的孩子，家长一定要引起重视，关注孩子的身心健康。

假如你家里有肥胖儿童，你是否清楚他是怎样体重严重超标的呢？孩子的体重跟饮食、运动、遗传、心理、疾病等几个方面有关系。遗传等先天因素我们可能无能为力了，但饮食结构作为孩子后天肥胖的最常见原因，是我们可以把握的。

据我了解，大部分肥胖的孩子都有吃得多、动得少的特点，而且他们往往吃得也不够科学，不仅吃得过多，还吃得太快。喜欢吃甜食、喜欢喝饮料、喜欢吃荤菜、喜欢吃各种高热量食品、不喜欢吃蔬菜、喜欢睡觉前吃很多东西、喜欢一边看书或看电视一边吃东西、喜欢一边走路一边吃东西、不饿的时候看到好吃的也总要吃点，等等，所有这些，都让多余的热量逐渐堆积，让孩子变得越来越胖。

怎么办呢？既然“谷气胜元气，其人肥而不寿；元气胜谷气，其人瘦而寿”，那么，肥胖的孩子就需要通过消减主食（也就是谷气）来加强脏腑功能（也就是元气）。也就是说，在满足孩子营养需要、保证生长发育的前提下，我们要控制孩子的饮食，以免给孩子肠胃增加负担，影响消化。

一开始给孩子控制饮食时，目标是让孩子体重不增加，而不是让孩子体重急剧减轻。我们可以给孩子多吃含高蛋白的食物，比如瘦肉、鱼、鸡蛋、豆类

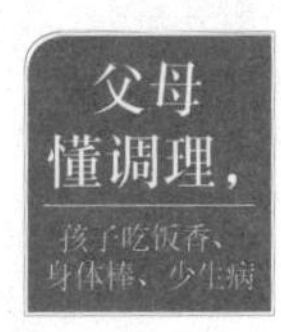

等，少吃含脂肪含糖多的食物，比如动物油、油炸食品、糖果、甜食等。一般来说，孩子的体重就可以暂时不会明显增加。

在此基础上，还可以根据孩子的年龄、身高，找出他应该有的平均体重。然后以此为目标，开始慢慢给孩子减少热量。总的原则是高蛋白、低碳水化合物、低脂肪。给大家的建议是，家长可以列出一个清单，把各种食物用红、黄、绿这三种颜色标出来。比如：

炸鸡、薯条等油炸食品，膨化食品以及巧克力糖果，都是红色区域的食物；

猪肉、牛肉等各种肉类，蛋糕、饼干等点心类食物等，是黄色区域的食物；

各种蔬菜、水果、鸡蛋、奶类、非精加工的豆类等食物，则是绿色区域。

红色区域的食物是肥胖孩子不能吃的，黄色区域的食物是孩子需要限制吃的，而绿色区域的食物则是可以敞开吃的。

对于体形肥胖的孩子来说，绿色区域最受欢迎的食物包括芹菜、大白菜、黄瓜、冬瓜、绿豆芽及其他豆制品、白萝卜、韭菜、柿子椒、茄子、魔芋，它们都是代表性的低热量食物。

此外，像苹果、梨、黄瓜等低热量的蔬果，既不会让孩子变胖，还有很好的减脂作用，所以，一日三餐之外的餐点或零食，肥胖孩子也可以享受，只是注意选择低热量的蔬果就可以。

当然，孩子的饮食习惯也很重要，我们要让孩子懂得饿了才吃东西，要少吃快餐，细嚼慢咽，这样一点一滴，都和健康有很大关系。另外做家长的，更是不能用食物来奖励或惩罚孩子。

最后大家一定要记得，均衡生长才是健康的象征，一定得对肥胖的危害有充分的了解，给孩子一个能够受用一生的健康生活习惯，这才是真的对孩子好。

18 看舌苔，调饮食

看舌苔是大家都很熟悉的中医诊断方法，许多脏腑都通过经络与舌有直接或间接的联系，所以肺腑的病变往往能从舌象上反映出来。因此，看舌苔也就能够观察到阴阳、脏腑、气血的状态。

很多人会觉得看舌苔很玄妙，其实只要掌握了要领，勤加观察，大家也一样能掌握一些常见疾病的诊断。尤其是关于孩子的饮食问题，舌苔由胃气所生，只要孩子吃得不对，脾胃失和，虽然孩子说不清楚，但舌苔上会反映出来。所以，大家不妨经常观察孩子舌苔的变化，随时给他们调整饮食，这样才能防患于未然，给孩子的成长提供最合适的助力。

一般来说，健康孩子的舌体应该是非常柔软的，很灵活，颜色淡红，活动自如。舌面上应该有一层薄薄的、白色的舌苔，干湿适中。假如孩子身体不适，舌体和舌苔的颜色、厚薄就会出现相应变化。

当然，看舌苔的时候，我们除了看舌苔，其实也要结合舌的整体状况来判断才能准确。一般来说，在孩子身上常常会出现下面这五种情况，我在这里简单总结一下，大家可以对号入座，看自己的孩子是不是有这些表现。

第一种是舌尖或舌头整体偏红，舌苔薄但是黄。孩子风热感冒时，舌苔基本上都是这样的。中医认为舌尖对应的是心肺，舌尖发红通常都是心肺有火，得注意清火去热。

第二种是舌体呈现正常的淡红色，只有舌苔白腻，这往往是积食的表现。健康的舌苔是薄薄的一层，假如孩子的舌苔是厚厚的一层，肯定不是好现象。

我们只要看见孩子的舌苔变厚，尤其是舌苔中间的部分变厚，不管是白色的还是黄色的，都说明孩子可能是积食了。

这时候我们一方面要注意让孩子大便通畅，另一方面要让孩子多喝白开水，吃一些消食的药物如山楂等，多吃蔬菜、水果，少吃甜腻厚味的食物，慢慢消食导滞。如果孩子同时还伴随腹胀、腹痛、呕吐或者口臭、大便干、手足心热等症状，可以服用一些小儿消积的药物。

第三种是舌体偏红，舌苔黄腻。根据我们上面讲过的知识，大家应该知道，舌体偏红是体内有热的表现，而舌苔黄腻是脾胃湿热，孩子体内有火。这种舌象往往可以在发烧、咳嗽有痰或是肺炎的孩子身上看到，说明他们体内有痰热。这时候，孩子的饮食结构要以清淡为主，不要吃油腻的食品。可以吃一些帮助消化和去火的食物，还可以喝点菊花水、绿豆汤等清热利湿。

有这种舌象的孩子，往往胃口不好，家长别忙着大鱼大肉进补，而是应该多吃白萝卜、百合、山药、莲藕、银耳、猪血、黑木耳、雪梨、蜂蜜等食物清痰化热。

第四种是舌体颜色正常，但舌苔偏白，同时舌体较为肥大，边缘有齿痕，这往往是脾虚的表现。刚才我们讲了，中医认为舌尖对应心肺，那舌中与舌两边，反映的是肝脾的情况。对孩子来说，舌边有齿痕，往往是脾的问题。这时候，不管孩子胃口好不好，我们都不能让他肠胃负担太重。除了节制饮食之外，可以适当吃一些山药、薏苡仁等健脾的食物。

需要格外提醒大家注意的是，对于这种舌象的孩子，不要给他吃太多水果，因为大部分水果性偏寒凉，并且宜选择在上午适当进食。

最后一种是所谓的“地图舌”，这种舌象在孩子身上也比较常见，其实就是舌苔部分剥落。由于这种剥落是不均匀不规则的，就跟地图一样，所以叫“地图舌”。我们先来说说孩子没有舌苔是什么情况。刚出生的宝宝，如果舌头呈现红色，没有舌苔，这是正常现象，大家不必担忧。除了这种情况之外，舌苔消失了一部分或者全部消失了，这叫剥落苔，原因是阴虚火旺或者肠胃湿热。说明脾胃之气受到了不同程度的损伤，主要是脾胃阴虚及脾胃气虚。

出现这种舌象的孩子，一般身体都没什么明显的不适，但是这些孩子体质往往都比较弱，食欲和消化能力不好，抵抗力也差，所以很容易感冒、闹肚子等。这时候，我们需要给孩子益气养阴，可以给他吃一些百合汤、雪梨、西瓜等有滋阴降火、生津止咳作用的食物，避免吃羊肉和葱蒜等辛温食物，辛辣煎炸的食物更是不要吃了。

如果舌苔全部消失，那就是胃气极其亏损，这就不是饮食调理的问题了，得请医生调理脾胃。等到舌苔慢慢长出来，病情也就好转了。

现在大家应该已经了解了怎样根据舌苔调整孩子的饮食，不过，当孩子已经生病或者舌苔出现一些不常见的表现，比如出现黑苔时，建议大家还是交给医生处理。

抓住春天孩子长个儿的黄金时机

俗话说“一年之计在于春”，传统医学强调“春生夏长秋收冬藏”，自然界的万事万物都是这样，孩子的生长也不例外。

正所谓“吃了春分饭，一天长一线”，世界卫生组织的研究结果显示，在3~5月，人体新陈代谢旺盛，血液循环加快，内分泌激素尤其是生长激素分泌增多，孩子平均可以长高2cm，是9~11月的2~2.5倍。尤其是5月，这一个月孩子平均能长高7.3mm，被人们称为“神奇的5月”。

既然春天是孩子长个儿的黄金时节，也是生长发育的好季节，我们可要好好把握，从营养、睡眠、运动等方面给孩子好好调理，当然这里我们主要讲营养方面。

饮食平衡当然是基础，为了让各种营养素都不缺乏，我们要让孩子每天吃的食物种类尽可能丰富，最好每天有20种以上，或者至少也要保证每周有20种以上。

在这20种食物中，蛋白质是必不可少的，要天天都有。因为孩子正在长身体，对蛋白质的需求量比成人大得多。如果蛋白质供给不足，身体肯定会优先满足日常活动的需要，生长发育就只能受影响了。含有丰富蛋白质的食物，包括鸡蛋、鱼、虾、鸡肉、牛肉、豆制品、小米、红豆等，一般来说，我们每天的食谱中应该都会有几样，做到这一点应该不难。

除了必不可少的蛋白质外，要长个子，钙也是不能缺的，它是骨骼生长的基础。春天孩子长得快，对钙的需求量大增，如果还是跟冬天一样的饮食，恐怕就有可能缺钙了。所以春天我们要格外注意给孩子多吃一些含钙丰富的食物，比如奶制品、嫩豆腐等豆制品、骨头汤、鱼、虾皮、芝麻等。

此外，微量元素对身高有一定的影响。比如铁、锌、铜这三种孩子容易缺的微量元素，也是要格外注意的。孩子如果缺锌，就会食欲不好，当然影响营养的吸收；孩子如果缺铁和铜，后果更严重，因为铁是合成血红蛋白的必需物质，铜是合成血红蛋白的催化剂。缺了它们俩，血红蛋白的合成必然会受阻，孩子的身体和智力发育，包括免疫系统的发育，都会受到影响，体质也会很弱。动物肝脏、牡蛎以及坚果等食物中，含有这些微量元素比较多。

如果说以上这些食物都是为了不影响体格发育，那么脂肪酸则是为了智力发育的。脑组织是人体含脂肪酸最多的组织之一，其中又多以不饱和脂肪酸含量最高。也就是说，多不饱和脂肪酸对孩子大脑发育至关重要，所以我们也得注意补充。比如核桃等坚果，茶油、橄榄油等植物油，以及芝麻、兔肉、鲜贝等，都是不错的选择。

最后是蔬菜水果，它们通常含有丰富的维生素和矿物质，是身体必需的营养素，比如维生素 A、维生素 C 能使孩子具有一定的抵抗力。另外，应该多让孩子吃一些时令蔬菜，比如菠菜、蒜苗、西葫芦、黄瓜、青菜、四季豆等。这些蔬菜水果除了提供必需的营养素之外，还有一个重要作用，就是防止孩子过敏。春天是过敏的高发季节，尤其是原本就有一点皮肤病、支气管哮喘或过敏性鼻炎等疾病的孩子，春天往往是可能复发的季节。所以，不管孩子原本有没有过敏病症，我们一开始给孩子吃海鲜、坚果、杧果等容易过敏的食物时，都要谨慎一点。

另外，根据“春夏养阳”的原则，春天我们还需要帮助孩子温补阳气，助阳气升发，同时补充津液，护肝养脾。这就要求在饮食上像孙思邈在《千金食治》中所说的那样："春七十二日，省酸增甘，以养脾气。"

当然，这可不是说让孩子少吃醋多吃糖，中医把具有收敛、涩滞作用的食物与药物归入酸味，具有补益、和缓作用的食物和药物归入甘味。所以，春季可以多吃豆类、大枣、瘦肉、鱼类、蛋类、芝麻、香蕉、蜂蜜等有升发补益的食物，山楂、醋、柠檬等食物则可以适当少吃一点。另外，略带辛味的食物，比如洋葱、韭菜、青蒜苗等，对阳气滋生有益，孩子也可以适当吃一些。

苦夏别苦了胃口，给孩子温和清心火

俗话说“一夏无病三分虚”，每到炎热的夏季，不少孩子可能都头疼身倦、心烦意乱、不爱吃东西。很多家长会觉得没关系，反正天气热，这是正常现象。不过，假如你家孩子本身体质就比较虚弱，而且是在 3 岁以下，就得考虑他很可能患上“苦夏病”了。

大一点的孩子一般能耐受夏季暑热之气，所以不至于被暑热所伤，但夏天的饮食还是要格外注意的。大家应该都有体会，我们夏天的胃口普遍没有冬天好，这是因为炎热的夏季，暑气当令，暑热容易耗气伤津。如果孩子本来肠胃功能就比较差，脾胃之气不足，食欲不振的现象就更加明显。

可是，虽说夏天大家更想吃冰凉的食物，但夏季饮食的原则却是“温”。清代著名养生学家石成金在《养生镜》中告诉我们：“夏之一季是人脱精神之时，此时心旺肾衰，液化为水，不问老少，皆宜食暖物，独宿调养。”也就是说，根据“春夏养阳”的原则，不管大人孩子，都应该吃温暖的食物来帮助阳气升发。

那什么是“温暖”的食物呢？主要是各种粥汤。传统养生家对粥是非常推崇的，尤其是夏天，我们家经常会喝一点绿豆粥、荷叶粥、冬瓜粥、百合粥、银耳粥、黄芪粥等，都能很好地生津止渴、清凉解暑，又能补养身体。但是，不建议大家喝冰粥。如果大热天孩子实在不想喝温热的粥汤，那至少也要吃常温食物，一定不能让他们吃太多生冷寒凉的食物，比如冰棍、冷饮、冰激凌等，以免损伤脾胃。但是，应季的瓜果，比如西瓜、苦瓜等，虽然也属于寒凉食物，还是可以适当吃一些的，因为夏季我们除了养阳，同时还要注意清心火。

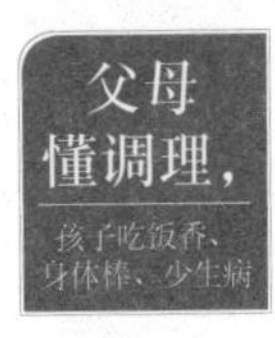

一到夏天，来找我看病的孩子中，嘴唇发干、舌尖发红的就变多了。这时候我往往会摸摸孩子的手心、脚心，通常都是比较热的。然后再一问父母，八成都是晚上睡觉爱出汗、小便比较黄。这就是心火过旺造成的，因为“心主全身之血脉”，所以心火旺的孩子手脚心会发热。同时，“舌为心之根，舌为心之苗”，心开窍于舌，所以舌尖也会有所反映。怎么办呢？得给孩子慢慢清心火。

夏天给孩子清心火是因为夏季在五行中属火，对应的是心，所以夏天容易心火旺。再加上夏的主气是暑，暑必夹杂湿。暑湿等邪气侵袭人体之后，即便当时不发病，也会在孩子体内潜伏。秋天一遇凉气，就很容易发烧生病。

虽然清热解毒的药物能够立竿见影，但是我一般不建议给孩子吃太多药，能食疗的就食疗。其实，由于夏天暑热，湿气渐盛，当季的很多水果本身就有清热利湿的功效。所以我往往会建议他们给孩子吃一些应季的瓜果，比如黄瓜、苦瓜、西瓜、西红柿等。

西瓜能清热解毒、除烦止渴、利尿助消化；苦瓜能清暑涤热、明目解毒、帮助改善烦躁情绪；《本草纲目》说黄瓜“气味甘寒，服此能清热利水”；西红柿可以清热解毒、凉血平肝、解暑止渴。另外，还有绿豆、乌梅等，它们都是夏季清心火的好选择，不过脾胃虚弱的孩子还是要注意适量，既不能吃太多，也不要吃冰的。

假如孩子的心火比较严重，比如已经心烦急躁、面赤口渴、口舌生疮等，我们可以给他煮一些金银花甘草汤。方法是把 30g 金银花、10g 甘草和 5g 薄荷加水先煎沸，然后改成小火煮 5 分钟，去掉药渣给孩子当茶喝，有清热解毒的功效。

总而言之，夏天是人体阳气生发最旺盛的时候，夏天养阳，不是说怎样让阳气生发得更好，而是不要让已经生发出来的这种阳气受到损伤。

所以，清心火的同时，也要注意别太过，以免伤了孩子阳气。一般情况下，我们注意饮食温暖、温和，略苦而清淡，不要吃太多过于苦寒、生冷的食物，比如冰西瓜等，就可以帮助促进食欲，利于消化。

对付秋燥，让孩子更滋润

秋高气爽、温度宜人，是体感特别舒服的季节。不过，但中医认为，秋天阳气渐渐在收敛，阴气在慢慢滋长，秋天的燥气会造成体内津液的大量消耗，不利于阴气的滋养。

由于“燥邪”的存在，皮肤干涩、口腔干燥、烂嘴角、喉咙疼痛、流鼻血、干咳、便秘往往会找上门来。尤其是孩子们身娇肉嫩，呼吸频率高，通过皮肤、呼吸等丢失的水分更多。如果夏季让暑邪和湿邪侵入体内，一旦感受燥邪，就会出现上述津气受损的症状。

看到这种情况，一些粗心的家长就开始给孩子乱吃药了，这是要不得的，往往会让孩子的病情变得更严重。就在前一阵子，刚入秋没多久，一个孩子被送来医院的时候无精打采的，年轻的妈妈在一旁哭哭啼啼。仔细一问，原来进入秋天以后，风一吹，这个孩子的嘴唇就变得干燥、起皮，她给孩子涂了点润唇膏。可是没几天，孩子嘴角开始裂了，嘴唇周围也红通通的，一到吃饭的时候，喝点稍微热的汤，孩子就疼得哇哇大哭。这位妈妈一想，这不就是典型的上火了吗？就给孩子吃牛黄解毒片清热败火，结果吃了几天，孩子不但嘴巴没好转，反而开始上吐下泻，晚上频繁地咳嗽。这位年轻妈妈再也不敢给孩子用药了，这才送到医院来。

我跟她说，孩子这不是简单的上火，是秋燥，不能随便吃去火药。孩子脾胃娇弱，吃药容易伤胃，孩子上吐下泻是伤了脾胃。而咳嗽正是秋燥的症状更严重了。要是这种秋咳不去管它，任由孩子咳到冬天，就有可能转变为慢性支气管炎等更严重的病症。

还有一些家长，把孩子的秋燥当成感冒治，这种家长我也没少见，不过也不能全怪他们。因为孩子秋燥常见的表现就是鼻塞、口干、阵发性咳嗽，还有一些孩子会发烧、咽喉干痛，类似上呼吸道感染的症状，很像感染了风寒，其实这是凉燥的典型表现。秋燥分凉燥和温燥，初秋时节往往是温燥，很像风热感冒；晚秋时间往往是凉燥，很像风寒感冒。大家别看到孩子身上有一些类似感冒的症状，就给他们乱吃感冒药。

所以，对于孩子秋燥这个问题，家长们还是得重视起来。要让孩子不被燥邪侵犯，饮食上我们要遵循“秋冬养阴”的原则，用一些滋阴润肺的食物给孩子充分的滋养，让他们过一个滋润的秋季。最重要的当然非白开水莫属。本来秋天气候干燥，我们损失的水分很多，如果喝水少，那肯定会“火上浇油”。注意，任何饮料都不能替代水，可是白开水没什么滋味，很少有孩子懂得主动去喝，这就要求家长好好监督，经常提醒孩子喝水。2 岁以上的孩子，也可以喝蜂蜜水。

除了水之外，滋阴润肺效果最好的食物，当属秋天应季的水果了。首选就是梨。梨肉肥嫩多汁，有清热解毒、润肺生津、止咳化痰等功效，不管是生吃，还是和冰糖一起炖，都对孩子肺热咳嗽有很好的疗效。如果能跟荸荠、甘蔗等榨成汁一起喝，润肺的效果会更好。

大家对荸荠可能没梨熟悉，它也是一种有清热生津、化湿祛痰、凉血解毒等功效的水果，对口燥咽干、肺热咳嗽、痰浓黄稠等症状，有很好的食疗作用。不过很多人嫌荸荠味道太淡，如果是那样，可以把荸荠跟梨或者莲藕一起榨汁，再加上蜂蜜调味，孩子可能会更喜欢喝。

另外，像柑橘、柿子、石榴、葡萄等这一类秋天的时令水果也可以食用。

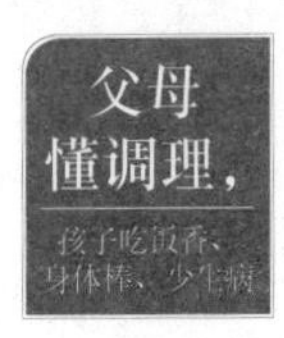

在中医里它们属于“酸味”，秋季养生需要“少辛增酸”，酸味食物能生津止渴、健脾消食、增进食欲，帮我们缓解秋燥带来的咽喉肿痛、咳嗽、便秘等症状。所以山楂、柚子、石榴、葡萄、猕猴桃、柠檬等生津润燥的水果，秋季可以吃一些。

最后，再给大家推荐三道简单的防燥粥，一入秋家长们就可以让孩子时常喝着点，而不是等到秋燥已经伤及孩子了再去补救。

第一道是梨粥，把梨跟粳米一起熬成粥，可以益气健脾、滋阴润燥；第二道是银耳羹，银耳这种胶质状的食物，滋阴效果特别好，银耳羹能有效滋阴润肺、养胃生津；第三道是胡萝卜粥，它可以防止孩子皮肤黏膜与眼睛干燥，很适合在干燥的秋季食用。

当然，我还是要强调：任何季节，健康饮食的关键都是科学安排三餐，坚持平衡膳食。在这个基础上，秋季时我们适当增加一些养阴生津的食物，而不是我说秋天吃什么好大家就只吃这些，那肯定是太极端了，并不利于孩子的成长发育。

22 冬天适合补养，最宜储备能量

都说冬天是最适合进补的季节，的确，对于老年人和身体虚弱的年轻人来说，冬天是应该好好补养。可是我一直认为，孩子跟大人情况并不完全一样。健康的孩子，是不需要乱“补”的，正处于生长发育旺盛阶段的孩子，阳气本身就盛，随便乱补只能适得其反。

我有不少性早熟的小患者，原因都是吃了不该吃的补品。其中有一个小姑娘，原本身体挺健康的，但自从小姑姑嫁人以后，爷爷奶奶的营养品一下子丰富起来，什么人参、鹿茸、燕窝、冬虫草的，老两口看着那么多好东西，反正自己也吃不了，又心疼小孙女，就隔三岔五地给孩子补补。孩子的爸妈整天忙工作，后来孩子妈妈知道后曾经表示反对，可是两位老人根本不理会，他们不相信这么好的东西不能给孩子吃。就这样，爷爷奶奶的好意给小姑娘带来了很大的麻烦。两位老人后悔莫及，可是后果已经造成了，后悔又能怎样呢？

所以我一直都告诉家长，不要乱给孩子进补。“补”是针对“虚”的，孩子身体好好的，为什么要补呢？

所以，一般来说只有三类孩子适合冬天进补。第一类是先天不足、身体发育缓慢的孩子；第二类是平时一向体弱多病，容易感冒、抵抗力明显比较差的孩子；第三类是脾胃虚弱、消化功能差、食欲不振、容易腹泻的孩子，这类孩子由于脾胃功能差，补品更不能乱吃，最好遵医嘱。

而对于这三类孩子的补养，也不能跟成人一样。一饮一食都要非常注意。补养更是如此，吃牛肉、羊肉这些大补的食物就非常容易上火，更何况是人参、

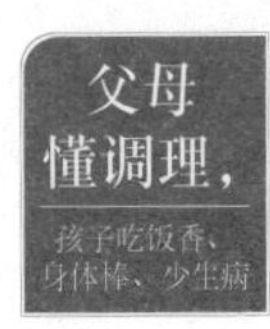

鹿茸呢？所以给孩子进补，我们一定要缓补。除了这三类孩子，其他身体比较健康的孩子，冬天都不必要进补。

但是，为什么我又要说冬天适合孩子补养呢？传统养生之所以有秋冬进补的观念，是因为“秋收冬藏”，冬天是一个收藏、收纳的季节。根据天人相应的理论，人的身体这时候也是一个藏纳的时节。在这个时节，我们吃下去的食物中的营养最容易被吸收、储存。而且，寒冷的冬季人的胃口普遍要比夏季好，能够吃下更多东西，这也适合补养。这里的补养，和吃补品不是一个概念。首先，要保证吃得均衡，蛋白质、脂肪、碳水化合物以及各种微量元素、矿物质都要考虑到。在此基础上，可以适当多吃一些鱼、肉、禽、蛋及豆类食物，它们可以为孩子提供更多热量，抵御寒冷。其次，孩子可以多喝一些营养丰富的汤。汤比较好消化，而且能够驱除寒气。比如苹果蜜枣瘦肉汤可以养阴润肺、益胃生津，南瓜红枣排骨汤能补中益气、补脾和胃、益气生津，都适合给孩子喝一些。还有香菇、银耳等菌类食物以及海带、紫菜等水产品做成的汤，有助于提高孩子免疫力，可以预防感冒。

另外，和秋天一样，冬天同样是要注意养阴润燥的，尤其是长期待在空调、暖气房中的孩子，更要润燥。萝卜和冬瓜都能止咳化痰、润喉清嗓，其他如大白菜、圆白菜等时令蔬菜的维生素含量比较丰富，都要吃一些，不能偏废。

总体来说，冬天可以适当补充一些高蛋白、高脂肪的食物如鸡、鸭、鱼、肉、蛋、奶等，以及香菇、黑木耳、银耳、板栗、大豆、红枣、莲子、糯米、山药、龙眼肉和藕等温补的食物。对孩子来说，用红枣和桂圆做汤粥补养是非常合适的，所以我在这里也重点推荐一下。

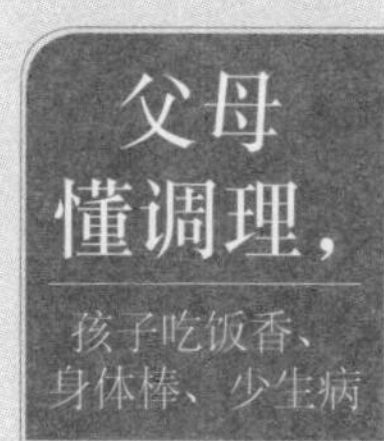

第三章
疾病调理
孩子小病有“妙招儿”

有孩子的家长都知道养个孩子多不容易，头疼脑热、感冒发烧、闹肚子，那简直太常见了。其实很多孩子常见的小病，不必总往医院跑。对于这些常见病，我们是能外治不要内服，能中药不要西药。大家只要学会一些管用的小妙招，用食疗、外洗、推拿等方法，就可以安全有效地帮孩子祛除病邪，帮家长解除烦恼。

1 风寒感冒，关键在于辛温解表

感冒这种自限性疾病，我们通常不大把它当回事。我偶尔也会感冒，从来都不吃药，多喝水多休息，过几天自己也就好了。但是，孩子和大人毕竟不一样，尤其是孩子又特别容易发高烧，所以即便是感冒也不能掉以轻心，还是要认真对待。

在中医看来，感冒可以分为风寒感冒、风热感冒、暑湿感冒、风燥感冒、气虚感冒、阳虚感冒、阴虚感冒，等等。一般来说，冬季多见风寒感冒，春季多见风热感冒，夏季多见暑湿感冒，秋季多见风燥感冒。但其中最常见的，还是要数风寒感冒和风热感冒这两种。

我们首先来看看什么是风寒感冒。既然名为风寒，起因自然是受寒了，一般都是受凉引起的。这种感冒会比较怕冷怕风，想要穿更多衣服或者盖上厚被子才行。其他症状还包括头痛、连带脖子转动也不灵活、浑身酸痛比较明显。表现在孩子可能会发烧，但通常温度不是很高，一般也不出汗。鼻塞、流涕那是感冒的典型症状了，风寒感冒也不例外，只是它流的是“清鼻涕”，咳嗽的痰也比较稀，而且是白色的。假如看孩子舌苔，往往是薄白的。

每到秋冬季节，找我看病的风寒感冒孩子都是人满为患。只是非常可惜，我看到这些孩子的时候，他们的感冒往往都比较严重了，孩子遭罪，治疗起来周期也更长。其实孩子刚刚感冒的时候，邪气还在浅表，如果家长能在这时候就给孩子合适的调理措施，或者及时送来医院，感冒是很容易痊愈的。

在中医看来，对于这种外感疾病，得主要给病邪找出路，不管是发汗，还是吐痰，包括打喷嚏等，都是在把病邪往外赶。千万不要只顾治疗表面症状，把病邪留在孩子体内。所以，假如你觉得孩子可能受寒了，一有打喷嚏、轻微鼻塞、流涕、咳嗽的时候，就赶紧给他疏风散寒，一般效果都会非常好。

具体该怎么做呢？很多人家里都会有一些常备的中成药。中成药不良反应小、疗效好，所以很受欢迎。可是中成药如果选得不对，有可能延误病情，所以给孩子用药我们一定要注意。比如风寒感冒，千万不要给孩子吃桑菊感冒片、银翘解毒片、羚翘解毒片、复方感冒片这些辛凉解表、清热解毒的药物，它们会让风寒感冒雪上加霜。

治疗风寒感冒，关键是辛温解表，而辛温解表的主要做法就是给孩子发汗。发汗大家应该不陌生，不管是洗热水澡、蒸桑拿，还是用热水泡脚、多穿衣服、盖厚被子还是喝姜糖水等，都是常用的发汗良方。但是我们也要注意选择适合孩子的方法，体质比较弱的孩子，不建议用蒸桑拿发汗。

对于囟门还没有闭合的小宝宝，在感冒初期刚刚发烧的时候，家长可以把手洗干净，然后把双手搓热，扣在宝宝的囟门上，或者把一块干净的热毛巾捂在囟门上。一般捂上 20 分钟左右，小宝宝的鼻尖就会出汗。每天做二三次，孩子的风寒感冒就能明显好转。

对于大一点的孩子，我们可以用下面这些小偏方，基本上都是既安全又好用的。

第一个就是鼎鼎大名的姜糖饮，也就是生姜红糖茶。只需要把生姜洗净切丝，放入保温杯中冲入沸水，加盖浸泡 5 分钟，加入红糖溶化就可以了。生姜可以发汗解表、温中止呕。加上红糖不仅可以调味，由于红糖性温，还能协同生姜一起发汗和胃。民间经常用这个方子防治淋雨受寒，驱散风寒的效果相当好。

如果在这道姜糖饮里面加一点紫苏叶，变成姜糖苏叶饮就更好了。紫苏叶具有发散风寒、和胃止呕的效果，对于风寒感冒同时有胸闷呕吐现象的孩子效果最好。

第二个是葱白粥，也叫神仙粥。原材料是葱白、生姜、糯米、米醋。做法是把糯米洗干净以后放到锅里熬粥，等到粥快熬好的时候，加入捣烂的生姜、葱白还有米醋，搅拌均匀之后趁热吃，吃完之后最好不要来回跑动，可以让孩子盖上被子休息发汗。这道粥发散力强，可以很好地促进出汗，同时调和胃气。

另外，这道粥还可以有很多变化，比如，去掉生姜，只用葱白、大米、米醋煮粥；加上香菜，和葱白、生姜、大米一起，那就是香菜葱白粥。它们都能很好地发汗退热，对于刚刚风寒感冒的孩子疗效很好。

除了这两类最常见的食疗方之外，我们还可以用紫苏叶水给孩子泡脚。不过它的味道孩子可能不喜欢，我们可以把它放水里煮 3 分钟，或者放在热水里，给孩子泡脚，等到孩子微微发汗的时候就可以了。孩子刚刚感冒，还只是外感风寒的初期阶段时，效果尤其好。

2 风热感冒，宜疏风清热解表

刚才我们讲了风寒感冒，天气寒冷的时候孩子容易被寒邪所伤，患上风寒感冒。那是不是风热感冒就专属于夏天呢？不是这样的，冬天孩子还是有可能患上风热感冒的。而风热感冒，是所有感冒中最常见的类型。

在中医看来，六淫病邪，也就是风、寒、暑、湿、燥、火，它们都可以是感冒的病因。由于“风”是这六淫之首，所以它是感冒最主要的诱因。不管是风寒还是风热，都跟风有关。除了风之外，每个季节还有自己的当令之气，比如春季主要是风，夏季是热，秋季是燥，冬季是寒。每个季节，我们都可能因为感受到这些病邪而感冒。

按理来说，风热感冒的确主要发生在夏天，但是在北方的冬天，由于家里普遍有暖气，室内温度比较高，空气湿度比较小，室内外温差大，一旦感受风寒后，寒邪可能很快就会在体内转化为热，最终变为风热感冒。所以，大家不能简单地说，冬天就是风寒感冒，夏天就是风热感冒。

之所以要讲这些，是因为我曾经遇到过糊涂家长，冬天孩子感冒了，他们想当然地以为一定是风寒感冒，给他吃风寒感冒颗粒，结果都十天过去了，孩子病情非但不见好转，还越来越厉害了，高烧时断时续，咳嗽不止，我一检查都转成肺炎了。仔细问过之后我断定，孩子之前是风热感冒，病情一直被延误，这才造成严重后果。

所以，感冒类型我们一定得分清楚了才给孩子吃药。那么，风热感冒都有什么特点呢？最简单的一个办法就是看舌苔，如果孩子的舌体偏红，舌苔是黄

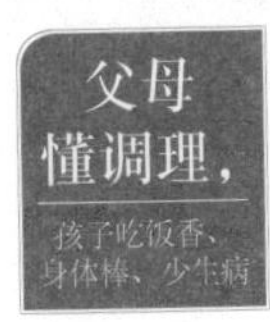

色的，那就是风热感冒。如果舌苔是白色的，就是风寒感冒。

当然，我们还要结合风热感冒的其他典型表现来判断。比如，如果是风热感冒，孩子一般会发高烧，微微怕冷，咽喉肿痛。而且，咽喉肿痛通常是在感冒之前就开始。风热感冒也会鼻塞、流鼻涕，但它流的不是“清鼻涕”，而是“脓鼻涕”，通常是黄色的，痰也是黏稠的黄色，咳嗽的时候声音比较重，而且还容易口干舌燥想喝水。这些症状都可以帮我们判断孩子的感冒类型，不过由于孩子在感冒病程中会由风寒变为风热，还会出现寒热夹杂的症状，所以建议大家还是遵医嘱。

那么由此可见，治疗风热感冒，肯定跟风寒感冒相反。最主要的原则是辛凉解表。在风热初起的时候，可以放心地用桑叶、菊花、薄荷等性味辛凉、具有疏散风热作用的药物或食物辛凉发汗。一旦风热感冒已经比较严重，或者孩子本身内热很重，就要用清热养阴的药物，因为风热感冒本身会使人体耗费很多津液。不能随意用苦寒清热等物，以免损伤脾胃、化燥耗阴，那反而会让里热更加炽盛，加重病情。

一般来说，对于风热感冒，我们可以酌情服用感冒退热冲剂、板蓝根冲剂、桑菊感冒片、银翘解毒丸、羚羊解毒丸等药物治疗，千万不要用九味羌活丸、参苏理肺丸、通宣理肺丸等用于治疗风寒感冒的药物。

日常护理的时候，要给他多喝白开水，还可以给他喝点梨汁滋阴。同时也要保持大便通畅，因为在五行中，肺和大肠都属于金，肺属阴在内，大肠为阳在外，它们一个负责运化空气，一个负责传导食物，两者相表里。所以，大肠经的邪气容易进入肺经，如果便秘，就会影响肺的健康，加重风热感冒的症状。

当然，假如孩子已经 3 岁以上，而且是在感冒初期，精神还不错，我并不建议大家吃药，我们可以用一些小方子给孩子进行调理，效果一般都是不错的。

由于风热感冒一般会高烧，建议大家可以用下面的方法帮孩子退烧：一是用毛巾热敷，一般在晚上睡觉前热敷 10 分钟比较好。二是呼热蒸汽。大家可以在保温杯里装满开水，让孩子把鼻孔放在杯子上方深呼吸，10~15 分钟，每天一次。不过一定要注意安全，小心孩子烫伤。

除了帮孩子退烧之外，我们还可以选择一些既不伤津又可以清热的比如苇根、荷叶、竹叶、桑叶等做的食疗方，效果都很不错。给家长推荐下面三款食疗方，大家不妨一试。

一个是夏桑菊凉茶，夏桑菊可不是一种植物，它是三种植物的合称。我们可以取夏枯草 10g、桑叶 8g、菊花 5g、甘草 1g，用大火烧煮 5 分钟就可以，也可以加冰糖调味。所有这些药材都可以在中药房买到，味道相对而言还比较好，孩子更容易接受。

另一个是薄荷粥。薄荷性辛凉，是常用的发汗解热药。我们可以用鲜薄荷 15g 切碎，加 100ml 左右的水捣烂，用纱布绞取汁液。然后用粳米煮粥，粥煮好以后，把薄荷汁加进去再煮沸，喝的时候，可以加一些白糖或者冰糖调味。

还有一个也是凉茶，味道也不错。大家可以准备 15g 金银花、10g 菊花、3g 茉莉花。把它们一同放在保温杯里，开水加盖泡 10~15 分钟，每天当茶喝。它能清热解毒，对风热感冒所致的咽喉疼痛、身体上火等症状疗效很好，容易上火的孩子平时也不妨喝一点。

孩子发热是常事，中医辨证去护理

清代名医徐大椿所著的《医学源流论》有云：“小儿纯阳之体，最宜清凉。”用通俗的话来解释就是，小孩子生长发育旺盛，就像“旭日东升”，体内阳气占据优势，易热，易发烧，易惊风，一般少有寒、虚表现，即使是受了风寒，也容易入里化热。

因此，孩子发热是最常见不过的，在我的门诊中，来看发热的孩子也是最多的。如果说哪个孩子没发过热，那简直就是非常稀奇的一件事。

做了这么多年医生，我最常见到的一种情况就是，家长急匆匆地抱着发热的孩子来就医，张嘴第一句话就是：“大夫您看看孩子这是怎么了？发烧老不退，吃了退烧药也不管用。”你看看，中国的父母就是这么自作主张，不管是什么引起的，只要一发热，就给孩子吃退烧药。没有辨清病因就滥用退烧药，当然不管用！

中医几千年传承下来的宝贵经验就是辨证施治，即使到了医学如此发达的今天，也依然让人受用。不同证型表现不同，孩子发热时父母可以先观察一下，做到心中有数，不要再病急乱投医。

中医把发热大致分为几个证型：表实热证、表虚热证、里实热证、里虚热证等。比较常见的就是表实热证、表虚热证。

什么是表实热证呢？由于外感寒凉导致体内热量不能正常散发，就像被一层塑料膜包住，热量全都积聚在皮肤上，自然会发热。这种情况下，孩子通常会怕冷、浑身疼痛，但是没有汗。父母可以注意观察一下，如果孩子的皮肤是干热的，基本可以判定为表实热证。这个时候让孩子把汗发出来是关键。可以用热敷、温水浴的方法来发汗降温，千万不要用冰敷，否则就把热量“闭门留寇”了，适得其反。

表虚热证，顾名思义，是和表实热证相反的。在我的门诊中，这种发热类型的孩子也不少。家长在跟我描述孩子病情的时候经常会说：“孩子特别怕风，而且会出汗，明明什么都没吃，却一阵一阵地恶心干呕。”没错，这就是表虚热证的通常表现，因为外表受风，皮肤过度开放散热，而内部的热量却不足，从而引起发热。对付这种发热，用中医术语就是要“固表调和”。在护理时，可以给孩子喂些热粥，用温毛巾擦干汗，如果有条件的话，还可以用滑石粉或痱子粉敷在皮肤上。在医嘱中我还会特别强调，不要给孩子热敷、酒精擦或冰敷。

孩子发热，除了病理性发热，实际上还有一种生理性发热。《诸病源候论》里有一个观点叫“小儿变蒸”，就是孩子（尤其是 2 岁以内的孩子）由于生长发育旺盛，其血脉、筋骨、脏腑、气血、神志等各个方面都在不断地变化，“蒸蒸日上”，每隔一定的时间就有一定的变化，并且还可表现出一些症状，如发热、烦吵、出汗等，但无病态，这是幼儿精神、形体阶段性生长发育的一种生理现象。这种情况下的发热是不需要处理的。

举个例子，夏天孩子在外面疯玩，回到家的时候，父母一看孩子满头大汗脸发红，身体发热，一试表孩子体温 37℃多，很多父母就着急了，觉得孩子一定是发烧生病了。其实并不是这样，你让他喝点水，好好休息一下，过那么一个小时，等他脸不红了再试试表，这个时候温度可能就降下去了，实际上这种发热就是生理性发热，是孩子在外面玩时积攒的热，只需要慢慢排解出去即可。

细心的父母还可以观察一下，如果孩子发热的时候还很有精神，吃喝玩乐都不耽误，按照古人的方法摸摸孩子的耳朵、屁股、脚，如果都不热，再看一下口腔里边，有些小白点（变蒸珠）的话，就证明他正在“蒸腾”，是生长发育的一个表现。这个时候父母真的没有必要惊慌失措，更不要随便给孩子吃药，如果给孩子吃一些寒凉性的药物，尤其是抗生素，还很有可能抑制孩子的生长发育，让孩子长不高。

在这里我要特别提醒大家的是，孩子生病家长着急，这种心情我是非常理解的，但是不管大家多着急，在给孩子退烧的时候，最好都不要中西医结合，这根本就是两个不同的治疗体系。假如你已经给孩子输液退烧，那就不要再喝姜糖水啦。为什么？大家自己想想，输液退烧是想办法给身体降温，喝姜糖水是想办法给孩子升温发汗，这一边升一边降的，你让身体怎么办？只会降低双方的疗效。

4 积食先别着急吃药，食疗推拿来助消

家里有孩子的人，对“积食”应该都不陌生，因为孩子积食太常见了。每到节假日过后，儿科的小患者里，因为积食出现各种症状的，至少得有三成。有的孩子是因为大吃大喝，有的孩子是由于吃东西太杂，脾胃一下子就受不了了。

《黄帝内经·素问》里说：“饮食自倍，肠胃乃伤。”这句话堪称经典，尤其是孩子还在成长发育，脾胃功能虚弱，消化能力不像成年人那样强。可能家长吃大半个奶油蛋糕都没问题，孩子吃一小块就积食了。

一般来说，孩子积食都是因为油腻厚味吃得太多，超出了脾胃的运化能力。吃进去的食物消化不了，就郁积在肠胃里，导致气滞不行。于是，孩子就可能没胃口、肚子胀疼、腹胀、便秘、烦躁易哭、夜卧不安，甚至免疫力低下，经常感冒咳嗽等。

当然，积食也有很多种。有的孩子啥都不想吃，那是积在胃了。有的孩子特能吃但是不会胖，这是积在脾了。不管积在哪里，我们都得想办法消食化积、理气行滞。因为别看积食似乎不是什么大毛病，但时间长了，可能会出现严重的营养障碍，影响孩子的生长发育。

前些天，一对父母满脸愁容地带着孩子来找我，说孩子发烧好几天了，去医院做了各种检查，医生说检查结果没问题。可孩子就是高烧不退，吃了退烧药也只能管几小时，药效一过体温就又上来了，问我这是怎么回事呢?

我给孩子把了把脉，仔细问了问情况，最后诊断是积食。因为孩子的舌苔

比较厚，发黄，口中有异味。据这对小夫妻讲，平时孩子想吃啥，他们就给他吃啥，想吃多少就吃多少，吃得越多，他们越高兴。在此我想提醒广大家长，这种喂养是要不得的，孩子不懂节制，看到喜欢的东西就吃个没完，家长这时候要监督制止，这是为了保护孩子。假如你觉得自己爱孩子，他喜欢什么就让他吃个够，那反而是在伤害他。这对父母就是这样，孩子脾胃受损，所以一着凉就高烧不止。

孩子的积食如果比较严重，我建议大家还是找医生来处理，因为一旦孩子长期积食，脾胃功能可能受损，除了消掉积食之外，还得调养脾胃。就像这个孩子，我除了给他开鸡内金等消食导滞的药，还加了滋补脾胃的药。

孩子积食如果不严重，大家可以自己处理。糖炒山楂和山药米粥都是不错的选择。糖炒山楂对于孩子吃肉过多引起的积食效果很好，做法也很简单。取一点红糖，如果孩子发烧，可以把红糖换成白糖或冰糖，把糖用小火炒化以后，加入去核的山楂再炒五六分钟就可以。每顿饭后让孩子吃一点，酸酸甜甜的，既开胃又消食。至于山药米粥，它的主要作用是调补脾胃。孩子因为长期积食，已经变得很瘦弱，我们可以经常给他熬点山药粥喝，能滋阴养液，对脾胃会有比较好的调理。

除了食疗，我再给大家推荐两种安全无不良反应的中医保健手法，对治疗孩子积食也特别有效。

第一个是摩腹，简单来说就是揉肚子。把除了拇指之外的其他四根手指并拢放在孩子肚子上，然后轻轻地揉动。先顺时针 36 次，再逆时针 9 次。顺揉为清，逆揉为补，清补结合，对孩子的肠胃非常好。一般来说，揉上半个小时就可以。

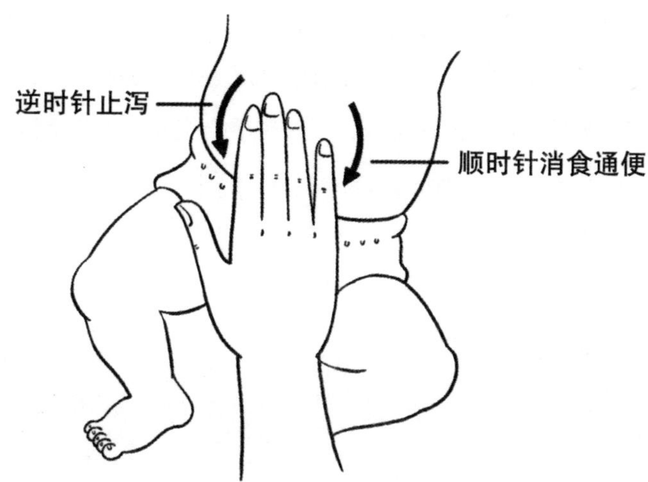

第二个是捏脊。让孩子坐直低头，能摸到他脖子后面有一处高高鼓起来的部分（棘突），其下方的凹陷处即为大椎穴，记住这个位置。然后让孩子趴在床上，从大椎穴开始，沿着脊柱，用食指和拇指，把脊柱两旁的皮肤捏起来。

需要注意的是，两只手要交替进行，确保被捏起来的皮肤不能松掉，就这样交替往下推动，一直到臀沟的长强穴。如此反复捏 4 遍之后，再反过来由下向上捏 6 遍，每天捏 1 次就可以。由于孩子皮肤比较嫩，家长捏的时候要注意力度，更不要留长指甲。

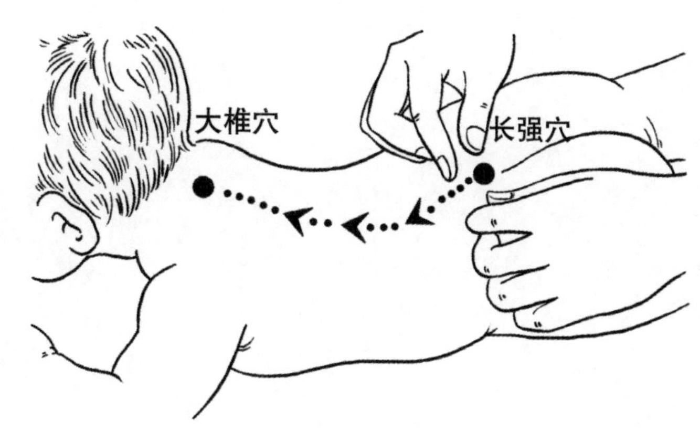

最后，希望家长们明白，虽然这

些保健手法和食疗方都可以很好地化解积食，但最好还是不让孩子积食。俗话说“要想小儿安，三分饥和寒”，是非常有道理的。我们还是不要给孩子吃太饱了，过犹不及。过多的营养不能被吸收，反过来就会变成脾胃的负担，伤害孩子的身体，这一定不是大家想看到的结果。

5 腹泻不能一概而论，要辨型而治

孩子最常见、最容易得的病，除开感冒、发烧，大概就是闹肚子了，无论谁家的孩子，几乎都躲不开。不过，不管多习惯，孩子不舒服，对家长来说那就是天大的事。所以，我不止一次听到孩子家长抱怨："你们医生是不是觉得这是小病啊？之前就经常遇到爱理不理的医生，可是看着孩子难受我们多揪心啊。"

的确，腹泻看起来可能不算是太大的病，但是不能因此就不重视它。我们应多掌握一些基本的医疗常识，有些疾病可以自己处理，在刚有症状的时候就把疾病扼杀在萌芽状态。

那么，孩子腹泻的时候，我们通常可以采取哪些措施呢？这得先从分辨腹泻的类型做起。找到根源，才能对症下药，寻找对策。不过，这不是件容易的事。孩子腹泻的具体病因非常多，做家长的得足够细心、关心孩子，才能迅速找准病因。

一般来说，中医把孩子腹泻的原因归纳成三大类四小类，分别是感受外邪型（包括风寒型、湿热型）、内伤饮食型和脾胃虚弱型，下面我们一一来看：

第一类是感受外邪。前面我们讲过了，风、寒、暑、湿、燥、火这六种病邪都有可能让我们生病，孩子的脏腑又比较娇嫩，更容易受到这些病邪的影响。

比如，我们家小区里有一个孩子，总是慢性腹泻，动不动就肚子痛，西药、中药几乎吃了个遍，也没见有好转。有一天我在小区里看到这孩子，他个头瘦小，脸色青灰。我职业病作祟，没忍住上前问了问，很快就问出病因了。这孩

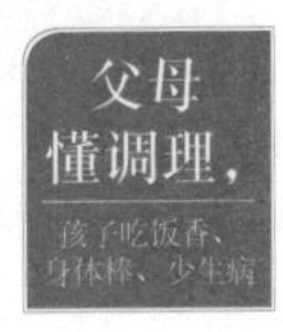

子晚上睡觉喜欢蹬被子，而且他们家铺的是大理石地板，孩子一进门就脱鞋，虽然穿着袜子，可是根本不足以抵挡冰凉地板的寒气。所以，一边吃药一边继续受寒，孩子的腹泻就总也不会好。

其实，大家在日常生活中也能感觉到，孩子肚子着凉了就会闹肚子，吃了生冷的东西也会闹肚子，这其实都是寒邪引起的风寒型腹泻。它的主要表现是大便稀薄如泡沫状，颜色比较淡，也不太臭，同时伴随着肠鸣腹痛，或伴有发热、鼻塞流涕等症状。对于风寒型腹泻，治疗的关键是疏风散寒化湿。比如，可以适当服用一些藿香正气软胶囊，或者外用小儿敷脐止泻散贴脐，效果都不错。我们还可以用绿茶、干姜丝各 3g 开水冲泡，制成姜茶饮，也可以熬制糯米苍白术粥。做法是将 30g 糯米略炒一下，12g 白术、6g 苍术开水煮 15 分钟去渣取汁，把汁液加到糯米里一起煮粥。

除了风邪寒邪，常常让孩子闹肚子的还有暑邪湿邪。这种湿热型腹泻，表现出来的是急促而量多的大便，水分比较多，有时候甚至如水注。大便颜色深黄或者草绿色且酸臭，有时伴泡沫，孩子的肚子偶尔会觉得痛。这时候可以选用清热、止痛止泻的中药治疗。

食疗方面，我们可以给孩子喝乌梅汤。做法是用乌梅 10 颗，加水 500ml 煎汤，然后加一点红糖每天当茶喝。还可以喝橘枣茶，做法是把 10 颗红枣洗净在铁锅里炒焦，然后和干净的橘皮 10g 一起放保温杯里用开水泡 10 分钟，饭后当茶喝。

第二类是内伤饮食。孩子由于饮食问题易致脾胃受损，运化失职，比如孩子积食就可能会腹泻。

一般来说，内伤饮食导致的腹泻，常常伴有腹胀腹痛，孩子常常便前哭闹，大便如同蛋花状、酸臭，还常常会有口臭症状。这样的孩子食欲往往不好，晚上睡觉也不安稳。对于这种腹泻，在节制饮食的同时，我们要帮孩子去积消食、帮助脾胃消化。

食疗方我一般会推荐山楂神曲粥，它能健脾和胃，消食导滞。我们需要准备山楂 50g、神曲 15g、粳米 30g。先用纱布将山楂、神曲包好，加适量水，煎煮半小时后去掉药渣。把去掉药渣的药汤和粳米一起煮粥，煮好之后可以加点白糖调味。

第三类是脾胃虚弱。假如孩子因为种种原因伤及脾胃致脾气不足，不能很好地运化水谷，导致水湿滞留，就会时不时地出现腹泻。其实在这三大类中，脾胃虚弱才是孩子腹泻的根本原因，外感和内伤饮食都只是诱因，是发病的导火索。

如果孩子久病久泻，或者平常身体虚弱比较容易腹泻，很可能就是这种脾虚腹泻。它的表现是，孩子往往面色发黄、疲倦无力，大便稀溏、色淡不臭、时轻时重，而且常常反复发作。

治疗这类腹泻的原则是健脾益气、理气化湿。一般来说，除了栗子汤、胡萝卜汤，食疗方我建议大家用茯苓大枣粥。原料是茯苓粉 30g、大枣 15 颗、粳米 30g。做法是把大枣去核切碎，然后跟粳米、茯苓粉一起煮成粥就可以。或者我们也可以把糯米略炒一下，加上山药一起煮粥，粥熟了以后加一点胡椒末和白糖调味，这也就是糯米固肠汤，适合脾胃虚寒型腹泻。

其实，只要我们足够细心，就能辨别孩子腹泻的类型，找准病因并且对症施治，效果都是相当好的。但是，孩子的大便颜色如果出现黑色，或者如同果酱状，或者腹痛明显并且伴随呕吐，最好还是请医生诊断，自己不要轻易下结论开药方。

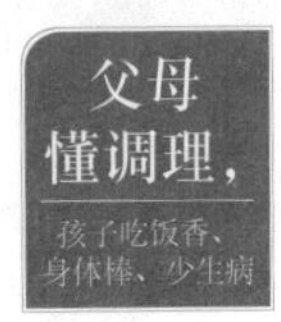

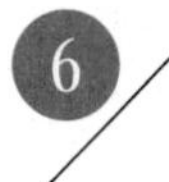

便秘的“根儿”在脾胃弱，得脾胃同补

便秘跟腹泻是一个问题的两个极端，但都是孩子身上常见的毛病。不过我们得先澄清一个问题，对于孩子便秘来说，大便的性状比便次更重要。比如，孩子几天没有大便，可排出的大便仍然成形，不干不硬颜色也正常，我们就不必太担心；但假如孩子排便间隔比较久，排出来的大便又干又硬，那肯定是便秘无疑；假如孩子天天排便，可是大便是干硬的球状，羊粪似的，那也是便秘。

其实便秘这事大人也一样常见，只是跟成年人相比，孩子认识能力不够强，不知道定时排便的重要性，便秘之后对于排便也容易心生恐惧，所以容易让情况恶化。

比如，有一个小女孩，4 岁了，从断奶之后就经常性便秘。一开始家长没注意，发现以后就用开塞露塞肛门，给孩子喝益生菌。倒是也挺管用，可是不敢停，一停就又便秘了。结果后来小女孩都害怕了，一排便就躲起来，不让大人在身边。可是妈妈发现她便秘越来越严重，都开始便血了。

这种现象并不罕见，我在很多孩子身上都见过。孩子便秘的时候，很多家长只是治标不治本，开塞露并不能解决根本问题。其实除了肛裂、先天性巨结肠、结肠冗长症等器质性便秘之外，绝大多数孩子的便秘都是饮食出问题了，可能是积食，也可能是饮食结构不合理。这些原因导致大便干结，排便疼痛，于是有些孩子就开始害怕排便，有了便意都憋着，实在憋不住了才拉一点点。而憋便会导致粪便在直肠里存留过久，水分被吸收，变得更加干硬，排便更加困难，恶性循环就这样形成了。

所以，对于孩子便秘这件事，家长不要急着给他们用药。孩子的胃肠功能发育还不完善，你用药物给他通便只能暂时缓解，但是却很容易导致胃肠功能紊乱，从便秘变腹泻，这种情况我也没少见。首先得分析原因。

导致孩子便秘的原因很多，比如厌食、积食、饮食结构不合理等，但中医认为，主因都是脾胃虚弱。具体来说是"胃实不降"或"脾虚不升"。脾胃是我们身体的"后天之本""气血生化之源"。其中，胃是主降浊的，要把初步消化之后剩下来的物质往下传送到肠内，而脾是主升清的，要把消化之后的水谷精微之气输送到全身各处。脾胃升降有序，脾胃功能就是正常的；如果吃下去的食物没有及时消化，腐败化热，就会造成"胃实不降"；假如消化能力比较弱，胃肠蠕动缓慢，就会造成"脾虚不升"。两者出现任意一种，都会导致孩子便秘。

那么，根据主要病因，中医把小儿便秘分成实热、阴虚、积食三种。其中，实热便秘是最常见的类型，胃肠积热不降，孩子就会大便干结、腹胀腹痛、尿色黄、面色红、口干口臭、烦躁哭闹、舌苔黄厚等，这时候关键是清热通便。

阴虚便秘主要是因为各种疾病伤及津液，主要表现是大便干燥、手足心热、咽干口渴、烦躁易哭闹、舌红少苔或者地图舌，治疗的关键是滋阴润肠。

积食引起的便秘，主要是吃得太多，或者吃肉太多，导致脾胃受损。所以出现积食便秘，主要表现为便秘腹胀、食欲不振、经常打嗝或时常呕吐、舌苔厚腻等，我们需要消积健脾。而脾胃互为表里，两者相互影响，所以，便秘的根本治疗方法就是脾胃同补。

首先对于便秘严重的孩子，可以选择一些常用中成药。胃实便秘，可以用小儿化食丸、王氏保赤丸等，如果是脾虚便秘，可以用健脾消食丸、健儿消食口服液等。

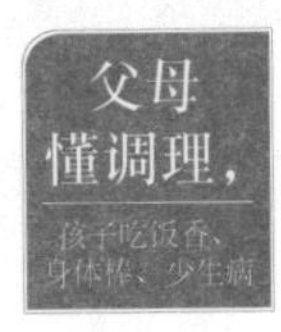

食疗方面，要多吃一些新鲜蔬菜，它们富含膳食纤维，能帮助孩子排便。我们还可以试试给孩子喝点杏仁露，它有降肺气、通大肠的作用。大一点的孩子也可以吃炒黄豆，因为黄豆能增加胃肠蠕动，促进排气排便。

如果孩子排便疼痛，不建议大家用开塞露，免得产生依赖性。我们可以用麻油替代，麻油有润燥、解毒、止痛、消肿的功效，安全又方便。

另外，除了吃药以及食疗之外，还有物理疗法，一个是泡脚，另一个是推拿。大家可以用 20g 番泻叶，放入大约 1000ml 的水中煮 10 分钟，等到温度适宜以后泡脚，每次 20 分钟左右，每天晚上睡前泡一泡。需要提醒大家的是，番泻叶是一种刺激性泻药，不建议给孩子口服，但是用它泡脚还是可以的。

第二个是腹部推拿，可以有效缓解孩子的便秘问题。最简单的办法就是在腹部打圈按摩。具体做法是让孩子躺下，家长洗净双手之后搓热，或者放在热水里泡一下不要用冰凉的双手去触碰孩子的肚子，从孩子腹部左上方开始，用掌心顺时针缓缓打圈按摩 10 分钟左右。这个方法可以在孩子睡前、醒后操作，每天两次，能够有效促进肠道蠕动。

除了打圈按摩腹部，还可以按摩肚脐旁边的天枢穴。天枢穴对称有两个，分别位于脐旁两寸（大约距肚脐左右三指宽的地方）。我们可以每天帮孩子或者让孩子自己用手指按摩天枢穴 5 分钟，能很好地促进肠道蠕动，促进排便。

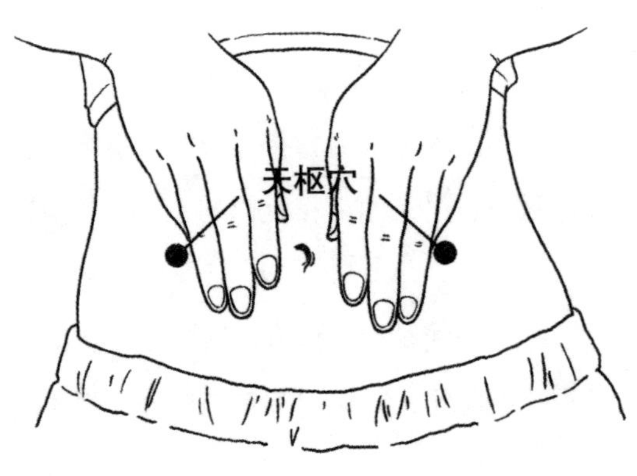

大家注意，穴位按摩

的时候，定位非常重要，它直接决定了疗效。中医在定位腧穴的时候，通常有骨度分寸法、体表标志法、手指同身寸法和简易取穴法这四种。

其中，我们有必要介绍一下刚才用到的手指同身寸法，它是指依据患者本人手指（即孩子的手指）为尺寸折量标准来量取腧穴的定位方法，又称“指寸法”。

一般来说，中指屈曲时，中节内侧两端纹头之间是 1 寸，这种方法适用于四肢及脊背作横寸折算；拇指指关节之横度，也是 1 寸；而将食、中、无名、小指相并，四横指为一夫，即四横指相并，以其中指第二节为准，量取四指之横度作为 3 寸。这种方法多用于下肢、下腹部和背部的横寸。

由于人的手指与身体其他部分有一定的比例，所以用“指寸法”的时候，要用患者自己的手指比量，而且要参照身材的高矮情况适当增减比例。并且，还要结合腧穴处的压痛、酸楚、麻木、结节等反应来准确定位。

厌食没胃口，试试中医按摩法

厌食，严格来说不算一种病，它只是一种症状，孩子可能因为种种原因出现食欲不振的症状。需要说明的是，有些情况不属于厌食。比如孩子感冒发烧以后胃口不好，或者前几天吃多了，这种暂时性的没胃口，并不是厌食症。真的厌食症，是指孩子至少连着有一个月的时间都不爱吃饭。

比如，有一个男孩子宽宽，刚读幼儿园中班，可是已经厌食一年多了。我见到他的时候，他面色黄白，又瘦又小，浑身肌肉松软。他妈妈说他经常感冒，爱出虚汗。我问了问，说孩子平时不爱吃饭，也不爱喝水，别的孩子都喜欢的糖果他也不感兴趣，时不时就吵着肚子疼，还经常便秘。我看了看他，口唇干红、舌头也红，表面光滑没舌苔。这种症状，是脾胃津液损伤的表现，得开胃助运、滋阴健脾。

不过，像宽宽这样的真正厌食症的患者并不多。长时间的厌食，会影响孩子的生长发育和免疫力，需要请有经验的大夫用药。

来找我看门诊的，大都是暂时出现厌食的孩子。很多孩子不爱吃饭，一到吃饭时家长就犯愁，变着花样只求孩子多吃几口，但孩子就是不买账。对于孩子这个厌食的情况，关键还是得寻找原因。比如，消化不良会让孩子没胃口，贫血等慢性病也会让孩子没胃口，心理压力大还会让孩子没胃口……我们先得弄清楚原因，才能从根源上解决厌食问题。

不过一般来说，厌食都跟脾胃有关。中医认为孩子脏腑娇嫩，“脾常不足”，所以很容易出现脾胃虚弱的情况。大家可以遵医嘱吃一些中成药调理脾胃，也可以食疗慢慢调理。这里我给大家推荐的是推拿按摩，对孩子厌食来说是很好的疗法，安全有效。

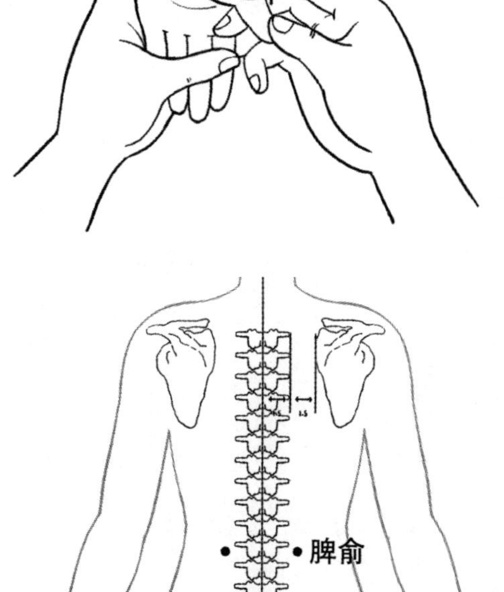

第一是补脾土。脾土为拇指第二节，位于拇指桡侧面，非特定穴位。我们可以沿着拇指桡侧缘，从指尖向指根顺时针旋推，连续100~300次就可以。大家要注意，顺时针推的时候是补，名叫“补脾土”，如果是逆时针或离心直推的话，那就是“清脾土”了。由于孩子脾脏太过娇嫩，所以一般多用补，而很少用清。这样补脾土，可以健脾胃、除湿热，帮助孩子进饮食。

第二个是揉脾俞。脾俞位于人体的背部，在背阔肌、最长肌和髂肋肌之间，第 11 胸椎棘突下，旁开 1.5 寸。这个穴位对于脾胃疾病大都有效，我们可以用拇指或中指轻轻点揉此穴 10~50 次，以调理脾气，治疗积食等毛病。

第三个是揉胃俞。胃俞位于脊柱区，第 12 胸椎棘突下，后正中线旁开 1.5 寸。它主治各种胃病、多食善饥、身体消瘦等。我们可以用拇指或中指点揉此穴 10~50 次。

第四个是掐揉四横纹。四横纹每只手上都有 4 个，它指的是示指、中指、

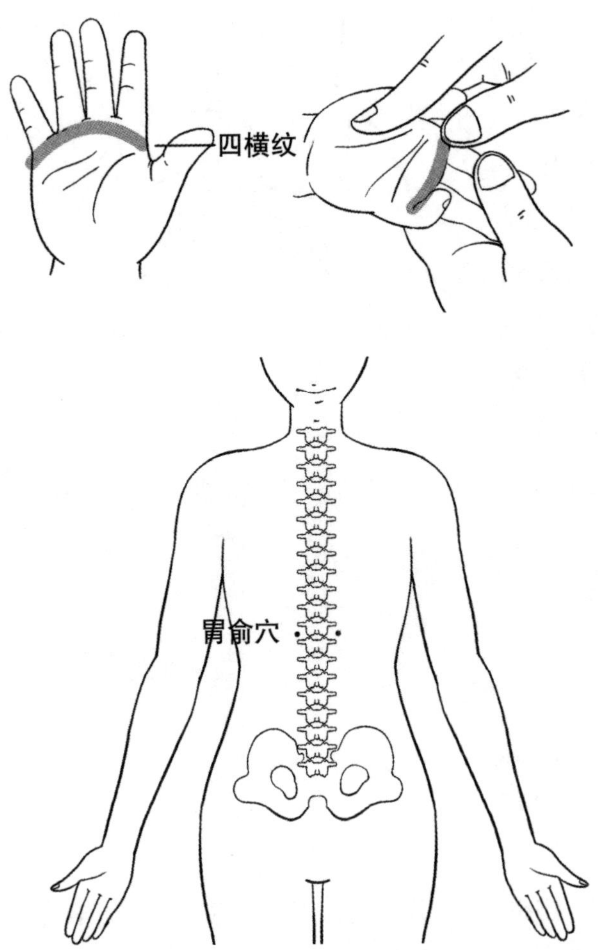

无名指、小指掌面第一指间关节的横纹。我们可以按照从食指纹到小指纹的顺序，掐揉四横纹 3~5 次。每揉 3 次就掐 1 下，这算是掐揉 1 次。这样做可以理中行气、化积消胀。

第五个是运内八卦。内八卦在手掌面，掌心的周边。我们以掌心的劳宫穴为圆心，以圆心至中指根横纹内 2/3 和外 1/3 交界点为半径画一个圆，内八卦就在这个圆周上，分为乾宫、坎宫、艮宫、震宫、巽宫、离宫、坤宫、兑宫八宫。

内八卦可以顺运，也可以逆运，但是对于厌食，我推荐大家逆运。我们可以用右手示指、中指夹住孩子拇指，然后用拇指自兑宫起，至乾宫止，这叫作逆运内八卦。可以运 300~500 次，能够理气宽胸、顺气化痰、消宿食、调和五脏。一般来说，我们多推拿孩子的左手，右手当然也可以，只是注意方向不要

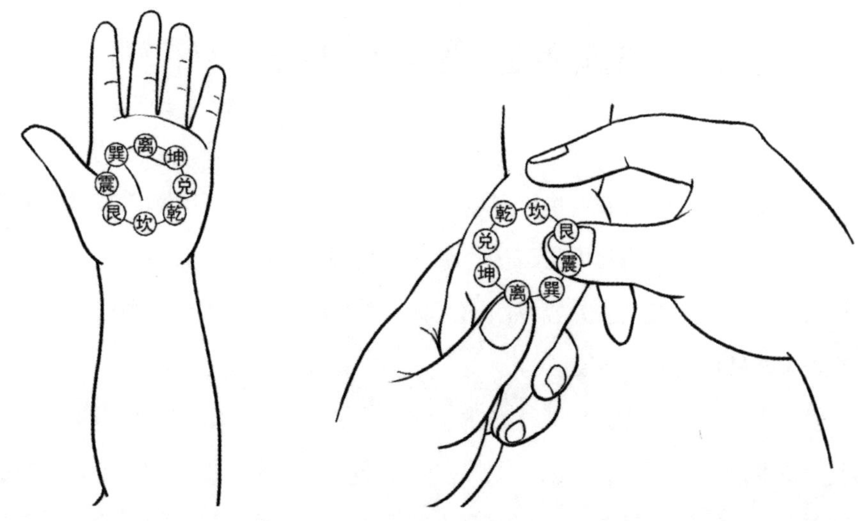

弄错。

上面给大家介绍了一些孩子厌食的推拿方法，其实，健康孩子也可以做。中医有“四季脾旺不受邪”的说法，意思是说，如果脾脏功能强盛，一年四季都不会得病。所以，健脾对孩子的健康还是很有益处的。

湿疹多因先天不足，夏枯草外洗效果好

几乎每个医院的皮肤科里，只要是1岁以内的小婴儿，大约八成都是看湿疹的。尤其是刚出生后几周的孩子，最容易起湿疹。所以说，孩子长湿疹其实很正常，它是小宝宝适应外界环境的一种自然免疫过程。大部分孩子都得过湿疹这一关，只是轻重不同罢了。

轻一点的湿疹，大家不要太担心，不需要用药，注意日常生活护理就可以。不要给皮肤刺激，太干、太湿、太热、太晒都不行，尤其得注意防晒，也得注意空气湿度。有的家长会觉得宝宝有皮肤病了不能洗澡，这是不对的，清洁工作一定要做好，可以给孩子用温水洗澡，但只用清水就可以。

稍微严重一点的湿疹，也不用太担心，我们可以自己处理。中医认为，风、湿、热三邪是湿疹的主要致病因素，尤其是先天不足或者过敏性体质的孩子，湿疹往往会比较严重，我们可以食疗和清洗一起来赶走病邪。

首先来看食疗。在饮食上，食物应该清淡有营养，暂时不要吃海鲜等发物以及生冷辛辣的食物，可以适当多吃一些清热解毒利湿的食物。比如下面这些粥品，可以非常方便地帮我们预防或者治疗湿疹，而且给小宝宝吃也很安全。

第一是荷叶粥。我们可以用粳米正常煮粥，等到粥快熟的时候，用一张洗干净的新鲜荷叶盖在粥上，再微煮片刻。等到揭去荷叶，你会发现粥变成了淡绿色，加一点糖调味就可以喝了。它能清暑热、利水湿。

其次是薏米粥。薏苡仁药食两用，利水健脾、除痹清热的功效非常明显。我们可以用50g薏苡仁，跟平时煮粥一样，等到快熟的时候加一点糖、桂花调味就可以。当然，孩子如果不排斥薏苡仁的味道，也可以不加糖。它能很好地清热利湿、健脾和中，但消化功能不好的孩子也不能多吃。

最后是绿豆百合汤，能够滋阴清热、利尿解毒。做法是用百合、绿豆各30g，加水一起煮至绿豆烂熟，白糖调味即可。不过绿豆性凉，脾胃虚寒的孩子还是不要吃了。

除了食疗之外，我们还可以直接用药汁外洗，效果相当好。其中，首选应该属夏枯草了。它能清肝明目、解毒消肿，对祛除湿疹效果极好。我们只需要将150~200g夏枯草，放入2500~3000ml水中煮沸10~15分钟，去掉渣，把汤汁倒入容器中冷却到38~41℃。然后，用消毒小方巾蘸取适量药液，在孩子长湿疹的部位轻轻擦洗就可以了。

除了夏枯草之外，金银花的退疹效果也比较明显。用金银花水给宝宝洗脸、洗身子，还可以预防湿疹。虽然金银花可以直接饮用以清热散风解毒，但是为了不让孩子胃肠道内正常菌群失调，所以不建议给太小的孩子喝，还是外用擦洗比较好。

另外，除了用药汁擦洗，我们还可以去中药店买一点土茯苓，把它研成很细的粉末外敷在长湿疹的地方，每天3~4次，效果也不错。

如果说皮肤有大片红斑、脱屑、渗出等，最好还是去医院看看，在医生的指导下进行护理。

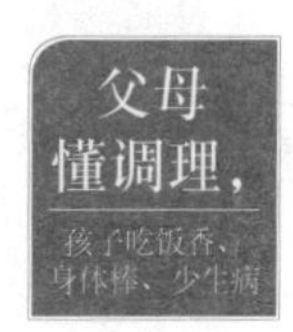

9 肺脾失调长痱子，治宜祛湿清热

作为幼儿夏季最常见的皮肤急性炎症，家长们对痱子应该都不陌生。虽然大人也有可能会长，但基本上还是3岁以下的小宝宝长得最多，尤其是胖宝宝。虽说大家也知道痱子不是什么要命的疾病，可是孩子瘙痒难耐，不停地抓挠，晚上睡觉也烦躁不安，哭闹不停，着实让家长揪心。

临床上，痱子大致可以分为红痱、白痱、脓痱，其中白痱最轻，脓痱最重，红痱最为常见。需要提醒大家的是，别把痱子和湿疹混淆了。湿疹是一年四季都有可能长的，但痱子只会在夏天长。湿疹刚开始长的时候皮肤发红，上面有针头大小的红色丘疹，而痱子实际上是汗腺的轻度发炎，所以它一般喜欢在汗多的部位长。丘疹中央有小白点，经常是突然出现并且迅速增多，发展得很快。

不管是哪种类型的痱子，中医认为都与湿邪、热邪有关。宋徽宗时太医院编写的《圣济总录》里就指出，痱子是由于暑湿蕴蒸，汗泄不畅所致。那为什么专门喜欢找上小朋友呢？因为小儿卫气不固，汗出本多，如果肌表失护，暑湿之邪浸渍肌肤，就成为痱子。

当然，湿邪、热邪犯于体表，只能说是致病的外在诱因，这些病邪之所以能攻破皮肤的防线，还是因为孩子本身肺脾功能失调。炎热的天气里，我们脾胃中的湿热需要通过肺气宣发，一旦肺气宣发不利，就会淤阻在体表，导致湿热无法顺利排出，孩子就会起痱子。所以，预防痱子的根本措施，还是忌食寒凉，保护孩子的脾胃功能。

至于痱子的治疗，应该以祛湿清热为主。但是，由于清热治痱子的中药味道一般比较苦，孩子不大能接受，而且痱子毕竟是表现在皮肤上的疾病，所以建议大家还是采用外治、推拿和食疗相结合的方法。

外洗是最直接也是见效最快的方法。可以选用的药物有很多，大家可以选择你最方便的。一般来说，比较重的痱子，我都会建议家长用适量金银花、菊花、薄荷煮水，或者用开水冲泡后，去药留汁，等到水温合适的时候给孩子洗浴，每天 1~2 次。金银花、菊花和薄荷这些清凉之物有消肿散湿的作用，对缓解痱子症状会很有帮助。另外，风油精浴、十滴水、藿香正气水等，也都有类似的功效。

除了用中药水以外，日常生活中也有很多随时可见的食物可以去痱，比如苦瓜汁。苦瓜有清热解暑的功效，对痱子也是有一定功效的。我们可以把苦瓜汁涂在长痱子的地方清热解毒。除了苦瓜之外，还可以用黄瓜汁、西瓜皮。另外，由于食盐有杀菌的作用，所以也可以把盐和温水按照 1∶100 的比例制成温盐水，给孩子轻轻擦洗。

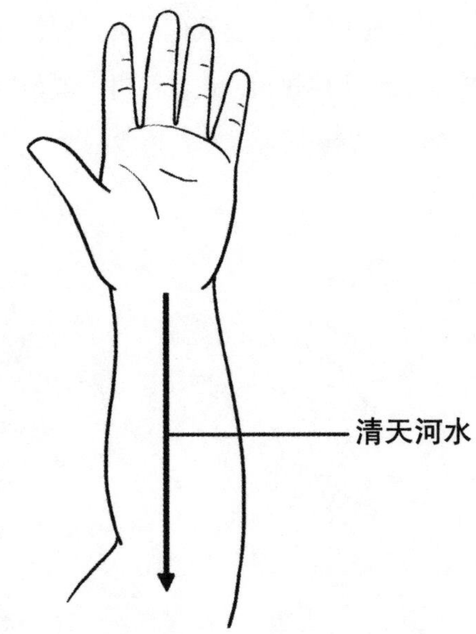

在外洗的同时，我们还可以结合中医推拿，帮助调理脾胃，助运化湿。除了前面“积食”部分讲过的“摩腹”以外，最常用的办法还有“清天河水”。它的作用是去热，“天河”是一个穴位的名字，位置在前臂正中，从总筋至洪池，成一条直线。从腕横纹开始推到肘横纹，就叫作“清天河水”。

具体做法是把食指和中指并拢，从前臂腕横纹的中点，沿着直线，往肘横纹中点推去。每天推上100~200次，可以治疗心经热盛、口渴咽干等热证，帮孩子清火。

饮食方面，我们可以适当给孩子选用一些具有解暑清热作用的果蔬。比如冬瓜饮、红枣绿豆汤、竹叶芦根水等都可以。长痱子期间要忌辛辣刺激之物，可以适当吃肉，但不能贪多，以免滋生内热。

当然，在进行所有这些调理的同时，我们还要注意给孩子做好其他护理工作，比如及时擦汗、穿上宽松柔软的棉质衣服、不要长时间吹空调、涂抹合适的护肤品等。在这里也提醒大家一句，不建议给孩子用爽身粉。因为它只有吸湿润滑、收敛的作用，不能治本。对于轻一点的痱子会有一定作用，但对于湿热体质和症状较重的孩子，反而可能堵塞毛孔，让痱子更严重。

一般来说，只要我们认真护理，痱子很快都可以消去。但是，假如痱子局部化脓，生成热疖，或者经过一般药物洗浴不能缓解症状，还是应该及时去医院治疗，以免脓液内渗，造成严重后果。

10 咳嗽分寒热，辨清证型好调养

严格来说，咳嗽不是一种病，而是一种症状，是身体抱恙的一种外在表现。对于我们成年人来说，咳嗽是排除体内异物的有效方式，偶尔还可以通过主动咳嗽来清肺。但是孩子肯定不会无缘无故地咳嗽，它作为一种信号，需要引起我们足够的重视。

中医把咳嗽可以分为外感咳嗽和内伤咳嗽两类，而外感咳嗽又分风寒咳嗽和风热咳嗽。内伤咳嗽多是痰多黏稠引起的痰咳以及肺虚咳嗽。不同类型的咳嗽在用药上是完全不同的，我们千万不能试图靠一种止咳药搞定所有咳嗽。临床上我还真遇到不少这种情况。

有一位叫彤彤的小朋友，我见到她的时候已经咳得声音嘶哑了。原来前几天她感冒了，都好得差不多了却又开始咳嗽了，同时还伴有黄痰。妈妈看家里还有之前生病喝剩下的百日咳糖浆，就给孩子喝了。可是这咳嗽总也不见好，反倒有越来越严重的趋势。

这就是典型的“吃错药”。孩子的咳嗽明显是风热感冒的余邪，而百日咳糖浆的药性都是偏温的，适合于风寒咳嗽，给风热咳嗽的孩子吃，那无异于火上浇油。

所以，不管是给孩子服药还是食疗，我们都得先弄清证型。孩子咳嗽，大都是外感咳嗽，所以我们关键是要分清寒热。而这寒热，主要由孩子体质与邪气性质决定。比如，秋冬寒冷易受寒，春夏天热易化热。孩子身体壮实爱吃肉容易向热发展，孩子脾胃虚弱、平时总闹肚子，就容易向寒发展。

一般来说，风热咳嗽的痰大都稠黄，鼻涕也呈黄色，还会有咽喉疼痛、身热有汗、鼻热如火的症状，治疗的时候应该清热化痰，祛风止咳；而风寒咳嗽的痰稀白，鼻涕比较清，还会头痛发热、怕冷无汗，治疗的时候应该祛风散寒，宣肺止咳。最简单的方法是看舌苔，舌苔白腻而润是寒性的咳嗽，而舌红苔黄而燥是热性的咳嗽。当然，有的咳嗽比较复杂，寒热性质难辨，还是要请医生辨别。

对于风寒咳嗽来说，关键是祛风散寒，我们可以给孩子泡脚，然后采用一些食疗方，这里我推荐姜蛋和烤橘子。

姜蛋的做法是取 200g 生姜，去皮剁碎，不要放油，把碎姜末放在锅里炒至半干，然后加少量油翻炒，再放入 1 只打散的鸡蛋浆，洒上适量清水盖上锅盖慢火煎熟即可。生姜发散、止咳的功效显著，这道姜蛋对于喉咙痒的风寒咳嗽效果很好。

如果孩子不接受姜蛋的味道，还可以给他吃烤橘子。大家可以用筷子扎一个新鲜的橘子在煤气上用中火烤，接触火的地方很快会变黑，这时候就赶紧转动橘子烤别的地方，等橘子全黑就可以关火。等到不烫的时候剥皮，让孩子吃橘子肉。一天两次，一次一个。大家知道橘皮是一味和中理气、化痰止咳的中药，这样烤出来的橘子，对于喉痒痰多的风寒咳嗽效果也很好。

而对付风热咳嗽，可以采用经典的川贝炖梨来赶走热邪了。建议大家选择雪梨，因为雪梨滋阴润肺，可以去除肺燥肺热。把一个雪梨的上端切开，挖去梨核，放入 3g 左右的川贝粉，再把切下来的雪梨盖上，把一整个梨放在碗里，放入蒸锅隔水蒸 30 分钟左右，然后吃梨喝汤就可以。川贝性凉，有润肺止咳、化痰平喘的作用，炖好的梨子不仅润燥，而且味道香甜，孩子会比较喜欢吃。

需要提醒大家的是，不管哪种咳嗽，孩子正在咳嗽的时候，都要多喝温开水，尽量不要吃过多甜食。甜食过量易滋腻碍脾，致脾无力消化水湿，聚而生痰，让咳嗽的症状加重。不过，性味平和的水果还是可以吃一些的。

手足口病要根据病程分阶段调理

手足口病也是一种常见的儿童病了，虽然它通常不严重，几乎所有孩子不需要治疗，过上一周左右就可以康复。但是，能做到眼睁睁看着孩子受罪，让他自己慢慢恢复的家长毕竟不多，我们还是会尽量采取措施减少孩子的痛苦。

可是，临床上导致手足口病加重的原因，往往是滥用激素和退热剂。本身这病不算严重，虽然有极少数手足口病的孩子会并发无菌性或病毒性脑膜炎，但轻度脑炎也是可以自愈的。可是如果滥用药物，反而会加重病情，这一点需要引起广大家长的重视。

然而有一些家长太心疼孩子，来就诊的时候我明明交代他们别随意用抗生素，可是他们就是不听。有一位妈妈是这样解释原因的："我看见孩子满嘴巴的疮口，疼得他什么东西都不能吃，真是心疼啊。而且幼儿园老师说这是非常容易传染的流行病，都不让孩子去上学了，我着急啊。"

这种心情可以理解，但好心也会办坏事，手足口病的病原体是病毒，而抗生素是用来杀灭细菌的，且不说没什么效果，还可能导致孩子身体里的菌群紊乱，出现拉肚子等症状，最后受苦的还是孩子。所以，大家记得，孩子得手足口病的时候，一定不要滥用抗生素。

一般来说，患这种病的孩子，口腔内的黏膜，或者舌头上会有一处或多处糜烂性的红点或溃疡，双手掌、双足掌侧面包括边缘有红疹或红疹上面起白疱疹，疱疹周围有红晕。它最典型的症状就是疱疹伴随发烧，当然也有一些患者不发热。

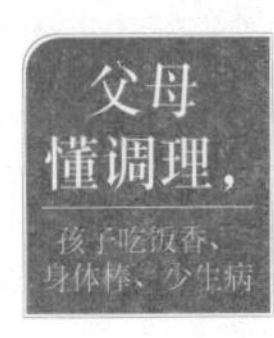

在中医看来，手足口病属于“温病”范畴，由湿热疫毒感染所致。当湿热之邪伤及肺脾两脏时，造成肺胃失和，或者毒邪蓄积于脾，使脾主四肢及开窍于口的功能失调，就出现了各种症状。治疗过程中，需要根据疾病发展的不同阶段辨证用药，而且主要是以局部外治为主。

在疾病早期的 1~2 天，主要表现是口咽部、手足皮肤出现疱疹，同时有发烧、头痛、咳嗽、鼻塞流涕等症状，需要宣肺解表、清热化湿，让病邪和热毒得以发散出来。中医常用的方药是甘露消毒丹加减，我们自己在家可以用连翘、金银花、蒲公英、板蓝根、大青叶等清热解毒的药物熬水，给孩子清洗患处。

食疗方面，可以喝一些清热利湿、除烦安神的竹叶粥。做法是把干竹叶加适量清水浸泡 5~10 分钟后，煎水取汁，然后加 50g 大米煮粥，粥煮好之后加适量白糖调味即可。还有绿豆丝瓜粥、银花栀子粥等，都可以清热解毒。

第二阶段是发疹，主要临床表现是发烧、口腔黏膜出现散见疱疹，而且手、足和臀部出现大量斑丘疹、疱疹，疱疹周围可能会有红晕，同时伴随着发烧、咽痛、流涎、倦怠、便秘等。这一阶段，疹子已经发出来了，需要解毒化湿、清气凉营。

食疗方面，大家可以尝试一下五汁饮，把梨汁 30g，荸荠汁、藕汁各 20 克，麦冬汁 10g，鲜芦根汁 25g 放入锅内，加适量水，大火烧沸后改小火煮 30 分钟即可。它能生津止渴、润肺清热，味道也比较好。

等到疹子已经发透，就进入恢复阶段。这一阶段，手足皮肤以及口咽部的疱疹基本上已经消退，或者还残留一些，孩子已经不发烧了，但依然神疲乏力。这时候，孩子阴液亏少、脾虚失运，我们需要益气养阴，可以服用生脉饮口服液等中成药。

食疗方面，向大家推荐山楂薏仁粥。材料是生山楂 30g、绿豆 50g、薏苡仁 30g、白米 100g，把它们洗干净以后一起煮粥，等到熟了之后加入冰糖即可，可以清热活血、益气养阴。

最后，不管在哪个阶段，孩子的被褥、衣服都应该干净、柔软、宽大些。由于孩子口腔里有疱疹，可能不愿意吃东西，所以整体饮食要以清淡、可口、容易消化为主，不吃生冷辛辣等刺激性食物。特别当口腔有糜烂的时候，要吃流质食物。

食疗方驱走孩子肠道寄生虫

肠道寄生虫跟湿疹、痱子这种外在表现明显的疾病不一样，很多家长在发现孩子感染寄生虫之后，都会恍然大悟，难怪孩子每天吃得不少也不差，仍然瘦弱。其实家长没有发现孩子体内有寄生虫是很正常的，因为孩子被寄生虫感染后，有的可能没有症状，有的可能出现严重症状，这取决于所感染的肠道寄生虫的不同。

比如，大多数孩子感染蛲虫后都没有症状，但弓蛔虫就不一样了，它可能让孩子发烧、咳嗽、哮喘、肝肿大、皮疹和淋巴结肿大，最严重的是，如果虫卵经血液移行到眼睛，会引起永久性失明。至于大家最熟悉的蛔虫，轻者可以没有症状，但一旦肠道有大量蛔虫寄生时，就会出现消化不良、厌食、阵发性脐周腹痛、呕吐等症状。所以，对于肠道寄生虫大家也不能掉以轻心。

一般来说，孩子最容易感染的肠道寄生虫，包括蛔虫、蛲虫、钩虫这三种，下面我们分别来看。

第一种是蛔虫病，这是孩子最常见的肠道寄生虫病。一开始孩子可能没有症状，后来可能会有肚子痛、食欲不佳等并不典型的症状。理论上，我们可以不用去管，因为蛔虫的寿命是 1~2 年，寿命到了蛔虫自然可以排出，孩子也就病愈了。当然，我们也可以用一些驱蛔药，或者食疗，帮助孩子早日排出蛔虫。

最简单的方法是用生大蒜绞成汁给孩子喝，一般来说，过些天就会有大量蛔虫排出。如果嫌蒜汁辛辣难喝，可以加少许红糖。如果蛔虫让孩子肚子痛了，我们可以把适量葱白洗净切碎，捣烂绞汁，调入生麻油或菜油 1~2 匙，让孩子空腹服下，每天 2 次，可以驱虫止痛。

第二种是蛲虫病。3 岁以内的孩子，如果卫生条件不好，很容易患上蛲虫病。由于蛲虫的雌虫夜间会到孩子的肛门附近排卵，所以蛲虫病主要的表现是“屁股痒”。理论上，蛲虫病更不用管，因为蛲虫的寿命不超过 1 个月，所以只要不让孩子抓屁股，注意清洁卫生，自己就会痊愈的。

但是，为了防止孩子抓挠引起皮炎，也为了加速病愈，我们可以用一些食疗的方子。比如，把适量生南瓜子去皮研碎，然后用开水调服，可以帮助杀灭蛲虫。也可以把马齿苋洗净切碎，绞取原汁，隔水蒸热，让孩子空腹饮服，每天 1 次。另外，我们还可以把大蒜捣碎，调入凡士林，临睡前涂在孩子的肛门处，第二天再清洗干净，它可以缓解蛲虫病引起的肛门瘙痒。

第三种是钩虫病，5~7 岁的孩子更为常见。一般来说，患了钩虫病后，幼虫会让皮肤有小疱疹，如果钩虫成虫移行到了肺，可以引起肺炎。移行到肝、眼等地方，也会引起相应的反应。幸好，钩虫的幼虫虽然能侵入人体，但一般不能发育为成虫，因为成虫引起的症状较为严重，而且比较长久，因为成虫的寿命长达 2~10 年。

对于钩虫，除了用药之外，我们也可以用食疗辅助，比如吃一些大蒜粥，它的做法很简单，最好选用紫皮大蒜去皮，放沸水中煮 1 分钟捞出，然后取适量粳米放到煮蒜的水中煮成稀粥，再将蒜放回去一起煮好。还可以把党参和大枣一起煎水当茶喝，都对驱除钩虫有效。

但是说到最后，不管是哪种肠道寄生虫，预防都比治疗更好。做好各项预防措施，使孩子免受寄生虫感染，这才是最重要的。而最有效的措施，是给孩子一个良好的个人和环境卫生，让他养成饭前便后洗手、生吃瓜果蔬菜一定清洗干净等良好的卫生习惯。此外，如果家里养了宠物，还要经常带宠物去检查是否感染寄生虫。

口腔溃疡，滋阴清火显神通

口腔溃疡也就是俗称的口疮，大人小孩都很常见，几乎所有的人都有过口腔溃疡的经历。根据我们的经验，不就是上火了吗，反正也不用管，早晚自己会好的。可是，我们自己长口腔溃疡能忍着，孩子呢？有的口腔溃疡又大又深，有的反复发作，长在嘴里影响吃东西，除了忍耐就没有别的办法吗？当然不是。

很多家长会给孩子吃消炎药，但实际上如果口腔溃疡不严重，我是不建议给孩子吃消炎药的，尤其是抗生素类药物。还有的家长会给孩子服一些清热泻火的中药，但也不是所有清热泻火的药物都能够对口腔溃疡有效。

中医治疗口疮往往要分虚实、辨脏腑。比如，同样是上火，有的孩子口腔溃疡红肿热痛、表面覆盖黄苔，那是心脾蕴热，需要清热泻火，生肌疗疮。而有的孩子溃疡色不红、表面覆盖白苔，那是虚火上炎，需要养阴生津，滋阴降火。所以如果孩子的口腔溃疡比较严重，建议大家还是带他去看医生，然后对症下药。尤其是如果溃疡数量比较多，还需要带孩子去医院检查，看看是否是别的疾病引起的。如果孩子的口腔溃疡不算严重，我们可以不用药物，只用一些安全有效的小招帮孩子减少溃疡发作时的痛苦就可以，然后等待它自己痊愈。

如果孩子是在夏天长口疮，我们可以用当季的西瓜皮汁治疗。西瓜是凉性的，一般遇到上火的问题都可以吃点西瓜降降火。不过对于口疮，我们用的是西瓜皮。大家可以把西瓜皮中的汁液挤出，让孩子含在嘴里，过一会儿再吞下，可以消炎降火。

如果是秋冬天长口疮，我们可以用柿霜治疗。大家应该都吃过柿饼，有没有注意到上面一层白白的东西？那就是柿霜。它也能治疗口疮，具体做法是：把那层白白的柿霜刮下来，放在温开水里给孩子喝，也可以放进白粥里。

另外，如果家里有维生素 C 片，也可以用它治口疮。治疗口腔疾病时，医生往往会叮嘱大家多吃蔬菜水果，主要就是为了补充足够的维生素 C，因为它能帮助细胞组织再生，促进溃疡面的愈合。所以我们可以把维生素 C 片碾碎，将粉末敷在口疮上面。

民间还经常用芭蕉叶治口疮，效果也很不错。使用前需要把新鲜芭蕉叶子清洗干净，放在小火上烘烤，然后放到孩子口腔溃疡的地方。但是由于这种做法有可能会烫伤孩子，而且大家也不太方便找芭蕉叶子，所以不建议使用。

此外，如果大家购买中药材方便，还可以把中药儿茶或者蒲黄研成细粉，涂敷在溃疡面上。儿茶外用可以生肌止痛、收敛止血，蒲黄也能凉血活血、止血化瘀，它们都可以促进局部创面的愈合。关键是它们不会像维生素 C 粉末那样刺激，孩子更容易接受。还可以直接把云南白药敷在溃疡表面，不过注意敷的时候不要让孩子把它吞掉。

除此之外，还有一些比较简单方便的办法，比如用煮熟了的生姜水漱口，每天坚持 2~3 次，能帮助口腔溃疡好转。如果嫌生姜水太辣，可以用生的白萝卜和新鲜的藕一起洗干净捣烂，绞汁去渣，用这个萝卜藕汁含漱，每天 3 次。

如果是年龄比较小的孩子，我们还可以用《濒湖集简方》中讲到的方法，把吴茱萸打成粉，用醋调成糊状，晚上睡觉时用纱布敷在足底涌泉穴。吴茱萸可以温中止痛、理气燥湿；涌泉穴是一个急救穴，可以散热生气，药物敷贴涌泉是临床常用促进溃疡愈合的治疗方法。

但是，不管是采用什么方法帮孩子治口疮，我们在生活上都要保证孩子排便通顺、睡眠充足，还要注意口腔卫生。不要因为疼痛就不刷牙，可以用淡盐

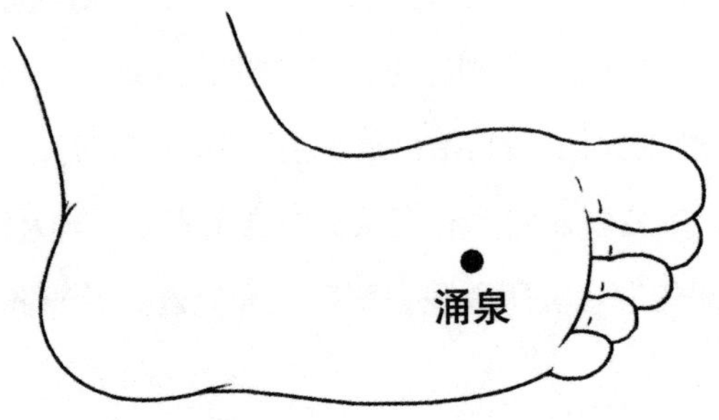

水或淡茶水漱口。饮食上一定要注意多喝水，多吃清淡去火、稀软、细碎的食物。不吃辛辣、生冷、坚硬和油炸食品，以免吃东西的时候刺激溃疡面引起疼痛，影响愈合。

14 治疗哮喘，应调理肺脾肾为原则

俗话说“内不治喘，外不治癣”，可见这两种病有多难治。临床上，小儿哮喘确实是相当棘手的病症。虽说有些孩子只有在感冒或上呼吸道感染时才喘，而且长大后就几乎不再发作了，但是严格来讲，哮喘是一种终身性疾病，没法根治，我们能做的只有在每一次发作时减轻并消除症状，以及尽可能防止再次发作。

中医认为哮喘是一种肺系疾病。由于哮喘发作时喘促气急，喉间哮鸣，呼吸困难，所以得名。“哮”是指声音，“喘”是指气息，哮必然伴随喘，所以通称哮喘。

元朝人朱震亨的《丹溪心法·喘论》首先命名“哮喘”，提出“哮喘专主于痰”，明人秦景明在《症因脉治》中有进一步论述：“哮病之因，痰饮留伏，结成窠臼，潜伏于内，偶有七情之犯，饮食之伤，或外有时令之风寒，束其肌表，则哮喘之症作矣。”意思是说，哮喘是因肺、脾、肾三脏不足，导致津液凝聚成痰，伏藏于肺，成为哮证的夙根。遇到外感六淫，或者非时之气、劳倦过度、饮食内伤等因素，就会触发哮喘。所以，解决肺、脾、肾不足而致痰饮内生的问题，才是治疗哮喘的根本。

此外，我们也可以看，哮喘发作可以分成内因和外因两大类。外因是感受外邪，内因则是肺、脾、肾三脏功能不足。所以，中医据此把哮喘分成了七类。

第一类是寒性哮喘，多因外感风寒而诱发；第二类是热性哮喘，多因外感风热而发作；第三类是外寒内热，外寒多是外感风寒，内热常因外邪入里化热或者平素体内有热邪蓄积；第四类是肺实肾虚，多因先天禀赋不足或久病不愈

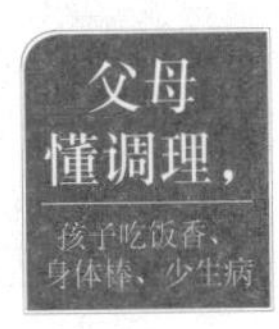

而起；第五类是肺脾气虚，病因是肺气虚而卫表不固，脾气虚而运化失健；第六类是脾肾阳虚，因脾、肾两脏阳气虚衰而起；第七类是肺肾阴虚，多因久病不愈肺气耗散，痰热耗灼肺肾二阴所致。

不管是哪种类型的哮喘，根源都是内里有“痰”。痰饮不除，脏腑依然虚弱，那么哮喘的根源就没有除去，会反复发作。中医治疗哮喘，往往分为发作期与缓解期。发作期的关键是赶走外邪，以治肺为主，这是治其标。缓解期的关键是调理肺、脾、肾等脏腑功能，这是治其本，从根源上消除病因。

由于哮喘属于顽疾，所以对于比较年幼或者哮喘比较严重的孩子，建议发作的时候大家还是尽快就医。在遵医嘱的同时，我们可以结合食疗方增强疗效。尤其是在缓解期以及哮喘没有发作的时间里，大家多注意调理肺、脾、肾三脏功能，可以有效防止哮喘发作。

给大家推荐的第一个食疗方是茯苓大枣粥。制作方法是：把 150g 粳米、10 颗大红枣淘洗干净，与 90g 茯苓粉一同放入砂锅内，加水适量，大火烧沸后改用文火煮，等到粥熟的时候放入盐和胡椒粉即可。每天一剂，分两次服用。它可以补中益气，健脾利水，对肺肾两虚型哮喘证尤为有效。

第二个食疗方是杏仁粥。制作方法是：将 10g 杏仁去皮，研细，加适量水煎 5 分钟，去渣留汁。然后加入 50g 粳米、适量冰糖，加水煮成粥。每日两次，趁温热的时候食用。它能宣肺化痰、止咳定喘，素来都是治喘良药。

第三个食疗方是糖水白果。制作方法是：取 50g 白果，小火炒熟后，用刀拍破果皮，去掉外壳及外衣，然后清水洗净切成小丁。再把锅洗干净，放入一碗清水，白果加进去，大火烧开后转小火焖煮片刻，再加入 50g 白糖，烧至沸滚后，加入少许桂花蜜就可以食用了。它对于益肺气、治咳喘有较好的效果。

除了这些常用食疗方，民间还有不少小偏方治疗哮喘，大家也不妨一试。

首先是蜂蜜枸杞丸。做法是：把 500g 百合和 120g 枸杞一起研成细末，然后用适量蜂蜜把这些药末制成丸剂，每丸重约 9g。吃的时候，每次用温开水送服一丸，每日吃 2~3 次。枸杞子具有滋补肝肾、润肺止咳的功效，百合有润肺止咳、养阴清热、清心安神的功效，蜂蜜可以清热补中、润燥止痛，它们一起制成丸剂，对调理肺、脾、肾效果也很好，不过大家要记得让孩子坚持服用。

其次是五味子鸡蛋。五味子是一味中药，有敛肺止咳、滋补涩精的功效，《名医别录》说它能“养五脏”。我们把 250g 五味子浓煎取汁，等药汁凉了以后，放入 7 个鸡蛋，浸泡 7 天。每天取出 1 个鸡蛋蒸食，可以连续服用 1 个月。对于治肺虚喘咳效果很好。

我们还可以把 1 个紫皮大蒜去皮捣烂后，与 90g 红糖一起加水熬成膏，每天早晚各服一匙。大蒜可以行滞气、暖脾胃，但是由于性味辛温，多吃容易上火，所以不建议阴虚火旺的孩子服用。

虽然讲了这么多验方，但老实说，对于哮喘病，关键还是要预防。由于奶及奶制品、海产品及水产品、鸡蛋、桃子、香蕉等少数水果可以诱发儿童过敏性哮喘，所以孩子在吃这些食物的时候，家长要多留心观察有没有过敏反应。另外，合理的饮食结构对防治哮喘有重要意义。而且，饮食结构合理，营养均衡，也有利于调理脾胃，对于预防各种疾病都有好处。

尤其是深秋时节，昼夜温差较大，天气变化剧烈，孩子体质又比较弱，很容易因为伤风感冒引发哮喘。所以这时候，我们一定要根据气候变化及时给孩子增减衣物，别让孩子受凉。同时也要注意防止孩子过度疲劳，保证充足的睡眠，加强体育锻炼，提高孩子自身的免疫能力，这样才能更好地预防哮喘。

慢性肠胃炎的中医食疗调治法

本来肠胃炎就是常见的消化道疾病，再加上孩子胃肠道功能比较差，对外界感染的抵抗力低，所以更容易发病。临床上最常见的表现是各种腹泻，如果是急性肠胃炎会引起较重的腹泻，可能会比较严重，出现恶心呕吐的现象，如果出现低血钾，还会有全身中毒的症状，那肯定是得赶紧送医院急救的。不过，慢性肠胃炎一般是轻型腹泻，状况还比较良好。

慢性肠胃炎的治疗，关键是要找准病因，我们先得弄清楚是什么原因引起的，然后及时消除病根。是消化不良，还是细菌感染，抑或是滥用抗生素引起的，用药肯定是不一样的。不过对于慢性肠胃炎，我认为关键还是从饮食入手，建议大家可以用一些食疗方自己调理。

中医没有慢性肠胃炎这种疾病名称，但是根据临床特点，归为慢性腹痛、慢性腹泻的范畴。发病原因可能是脾胃虚弱、肾阳虚衰，或者肝气乘脾、瘀阻肠络等。不管怎样，根本原因都在于脾胃，所以调治的时候也主要以调理脾胃为主。下面我给大家推荐一些食疗方。

第一个是黄芪薏米粥。黄芪可以从药店买，把 30g 黄芪洗净切片，100g 大米、30g 薏苡仁淘洗干净，把它们一起放到锅里，加适量水放在大火上烧开，再用小火煮 40 分钟即可。可以每天吃一次，作为正餐食用。黄芪有补气升阳、益卫固表的功效，这道粥可以补元气、止泄泻，特别适合脾虚的慢性肠炎孩子食用。

第二个是山药扁豆粥。可以取鲜山药 30g 去皮洗净，白扁豆 15g，粳米

30g，先将粳米、白扁豆放入锅中加水适量煮到八成熟，再将山药捣成泥状加入，一起煮成稀粥，加适量白糖调味。每天2次趁热吃。这道粥里的山药有健脾补肺、益肾固精之功，扁豆有健脾和胃、除湿止泻、和中止呃之功。它们一起煮粥，可以增强人体免疫功能，补益脾胃。适用于脾胃气阴不足、乏力倦怠、气短少言、饮食乏味、口干欲饮的孩子食用。需要注意的是，白扁豆不做熟容易中毒，所以一定要多煮一会儿。

第三个是乌梅粥。我们可以取乌梅20g洗净，去核，粳米100g淘洗干净，用冷水浸泡半小时，捞出，沥干水分。然后锅中加入适量冷水，放入乌梅，煮沸约15分钟，去渣留汁。再将粳米放入乌梅汁中，先用大火烧开，再改用小火熬煮成粥，加入冰糖拌匀即可趁热食用，每天一次。乌梅特别适用于虚热口渴、胃呆食少、胃酸缺乏、消化不良以及慢性痢疾肠炎的人食用。它能益气养血、生津健脾、益胃和中。所以这道粥可以生津止渴、涩肠止泻，适用于久泻、久痢的肠胃炎患者，但是急性泻痢和感冒咳嗽者禁用。

第四个是马齿苋粥。将100g新鲜马齿苋洗净，放入开水锅内焯一下，捞出切碎。然后油锅烧热，放入葱花煸香，放入马齿苋、精盐炒至入味，出锅待用。接着将50g粳米淘洗干净，放入锅内，加入适量水煮熟，放入马齿苋煮至成粥，出锅即成。由于马齿苋具有清热解毒、治痢疗疮的功效，粳米又具有养脾胃的功效，所以两者煮成的粥，能健脾胃、清热解毒，适合肠炎、痢疾的孩子服用。不过，马齿苋性寒，不易长时间服用。

最后一个是香菇薏米粥。取薏苡仁80g洗净，浸泡约2小时；100g大米洗净，浸泡30分钟。将薏苡仁、大米放入锅中，加入高汤，用大火煮沸后，改用小火熬成白粥。另起炒锅，倒油烧热，放入鲜香菇丁炒熟，倒入薏米粥中搅匀煮沸即可。香菇能补脾益气，薏苡仁能健脾润肺、清热利湿，这道粥可以

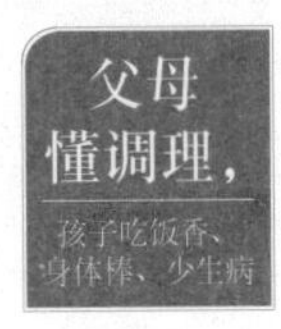

健脾利湿、理气化痰，适合长期食用。

除了食疗，日常饮食中，我们还要坚持一些基本原则。在肠胃炎期间，饮食上一定要以清淡为主，免得增加肠胃负担。可以吃一些比较清淡的流质、半流质食物，比如米汤、粥、新鲜果汁等，逐渐增加一些蛋白质食物，但要注意软、烂，好消化。油腻、油炸食品一定要忌口。少吃粗糙和粗纤维多的食物，一日三餐要注意定时定量，不主张吃太饱，也不主张加餐，以免增加胃肠的负担。

16

扁桃体炎，试试中药贴敷疗法

曾经有一段时间，扁桃体跟阑尾一样，被认为是一个非但没有用还专门给人添麻烦的器官。我们似乎看不到它们有什么作用，只知道会时不时地发炎，让人不胜其烦。可是现在我们知道了，扁桃体是人体的免疫器官，不能动不动就一割了之。

对孩子来说，扁桃体尤为重要，因为它在孩子 3~5 岁时免疫功能最活跃，所以不能轻易切除。只有在反复发炎，引起有急性肾炎、风湿热等其他疾病的可能时，才要权衡利弊，考虑是否切除。

可是，扁桃体总发炎怎么办呢？其实这也不能怪它。我们知道扁桃体的位置在咽喉部位，它是呼吸道及消化道的“门户”，大有一夫当关万夫莫开之势，是一级防线，可以防止各种病原体的侵入。这也就意味着，很多细菌病毒从这里经过时会被拦下，这些被拦下的细菌病毒，就需要扁桃体吞噬消化掉。每天和那么多细菌打交道，一旦孩子身体抵抗力下降，扁桃体首当其冲，就会受伤、发炎。

既然扁桃体不能随意割掉，又经常发炎，我们能做的就是防止它出问题，以及在它发炎的时候采取有效措施。

很多家长会给孩子服用含片，它比较方便，但经常含服含片会使病菌产生耐药性。而使用抗生素的优点是见效快，但也容易使细菌产生耐药性，破坏人体正常菌群，并会损害肝肾功能。所以，局部外治法还是比较适宜的。当然，局部外治也有很多种方法，临床上有扁桃体隐窝冲洗、扁桃体内药物注射、局部喷药、局部烙治、激光治疗等各种方法，但比较痛苦，孩子受罪。所以综合比较起来，

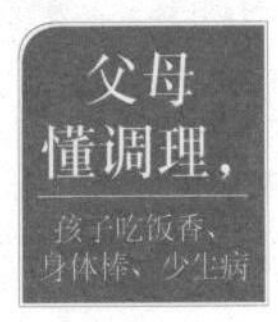

还是中药贴敷更受孩子欢迎。

中医把扁桃体称为“乳蛾”，认为它发炎的病因有风寒、风火、风温、湿邪、热毒、肺胃郁热等。总的来说，可以分成两类，一类是外邪，另一类是内火。所以大多用益气健脾、和胃利咽的中药调理，同时配合局部治疗。

第一种方法就是贴敷天突穴。天突穴是治疗咽喉炎的主穴，位于颈部，在前正中线上，胸骨上窝中央，隶属任脉。《针灸大成》说它“主面皮热，上气咳逆，咽肿咽冷，声破，喑不能言，胸中气梗”，对于治疗各种咽喉疾病效果很好。

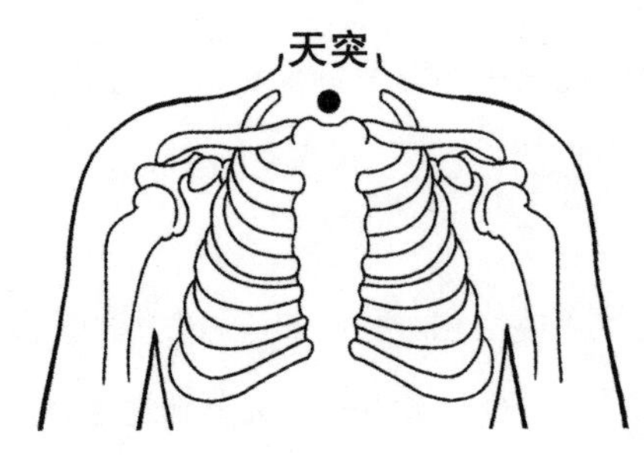

治疗扁桃体炎时，我们需要用六神丸 3g、荆芥穗 2g，研成极细的粉末，然后取适量固定在滤纸（1.5cm × 1.5cm）与脱敏胶纸（2cm × 2cm）之间，或者直接用医用橡皮膏。取生姜汁适量擦拭天突穴后，把药物贴上就可以。贴敷 72 小时之后揭下，24 小时之后可以再次贴敷。具体要贴多久，视病情而定。一般来说，贴敷两三次，孩子的炎症就会消失。但我们最好在炎症消失后再贴上三五天，用来巩固疗效。

六神丸清热解毒、消肿止痛，配上荆芥穗、生姜汁，会增强疏散之力。它们贴敷天突，可以疏风清热、消肿利咽。需要注意的是，皮肤容易过敏以及此处皮肤有破损的孩子忌用。

第二种方法是贴敷涌泉穴。涌泉穴位于脚底心，第 2、第 3 脚趾缝与足跟连线的上 1/3 处。或者你用力弯曲脚趾，脚底凹陷的那个地方就是涌泉穴。它能够治疗咯血、咽喉肿痛等症状。

我们可以将 2g 黄连与 8g 吴茱萸研成粉末，然后用适量米醋把上述粉末调成糊状，贴敷在涌泉穴上。每晚睡前贴敷 1 次，第二天早晨取下。黄连能改善血液循环，加快炎症消散；吴茱萸外用可引火下行；醋能帮助中药的有效成分溶解，增进疗效，这道方子对治疗扁桃体炎效果还是很明显的。

第三种是贴敷合谷穴。合谷是虎口所在，在手背第 1、第 2 掌骨间，当第 2 掌骨桡侧中点处。我们可以把拇指、示指合拢，在肌肉的最高处就是这个穴位，它能镇静止痛、通经活络、清热解表。

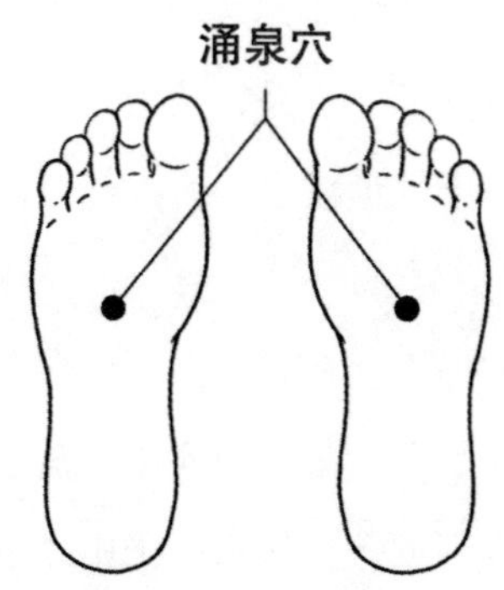

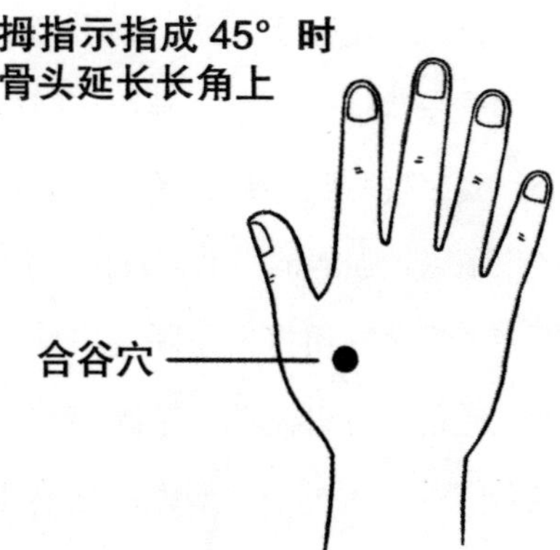

贴敷合谷最简单的办法是把紫皮大蒜捣烂如糊状，敷在双手的合谷穴上，持续 1~3 小时，以局部发痒起泡为度。我们还可以把大蒜茎和雄黄适量，一起捣烂成泥，敷在谷穴部位。一般来说，用药后 3~6 小时，合谷部位就会发泡，同时咽部的疼痛也会迅速减轻，扁桃体炎症也随之消退。

这些贴敷的方法，基本上都是选择有清热解毒、凉血泻火及消肿散结作用的中药做成贴敷剂，贴在与咽喉部位有关的穴位上。它们可以逐步消除肿胀，让各种毒邪透出，达到消炎消肿的目的。同时应忌食辛辣，一般都会对扁桃体炎有很好的疗效。

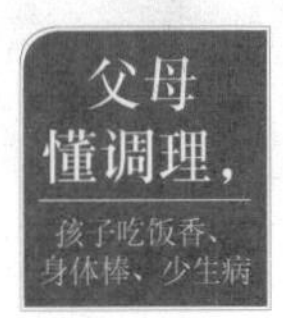

温肺健脾，缓解孩子打鼾

我们常说的打鼾，在成年男子身上并不罕见，不过这不在我们讨论的范围内。今天我们主要讲儿童打鼾。儿童在两岁至六七岁的阶段，常常会出现打鼾的症状，西医称它是儿童呼吸暂停综合征。

称之为“呼吸暂停”，是因为由于孩子的上呼吸道淋巴组织迅速增生，主要是扁桃体或者腺样体肥大，导致它们堵塞鼻咽部和口咽部。于是，孩子在睡眠状态下，会出现呼吸不畅，甚至呼吸暂停的现象，由于气道狭窄，所以气流通过时产生了比较强烈的震动，发出了鼾声。

很多人都会觉得打鼾是睡姿、感冒等原因造成的，不会在意。甚至还会有一些老人觉得，打鼾说明孩子睡得香，根本不认为这是个问题。事实上，孩子打鼾这个问题可大可小，如果只是单纯打鼾没什么大问题，但如果睡眠中经常出现呼吸暂停，就有可能让孩子长期缺氧，影响到智力发育和身体发育，还是应该引起重视的。

我有一位患者小峰就是这样，他一直都是个胖宝宝，从 4 岁多就开始打鼾，家里不管是爸爸妈妈还是爷爷奶奶，都没当回事。看到孩子睡觉的时候，一边打鼾一边半张着嘴，他们还觉得孩子睡姿真可爱。可是他们不知道，孩子经常出现“憋气”，有时候一夜能把自己憋醒好几次。由于一直也没出什么问题，所以孩子这鼾就一直打下去了。

我见到小峰的时候，他已经读了半年小学。刚上小学一个月，老师就家访，说他上课没精打采、注意力不集中，而且忘性很大，希望引起家长重视。父母一听急了，带他去做了各项检查。X 线检查显示他肥大的腺样体堵住了鼻咽气道的 2/3，医生说可能与小峰长期打鼾有关，所以父母就带他来找我了。

等到像小峰父母这样看到后果的时候才来干预，其实已经有点晚了。我们最好在刚刚发现孩子打鼾的时候就注意观察，弄清楚他为什么会打鼾，有必要的话及时治疗，以免拖延下去造成孩子发育迟缓，影响到身心健康。

如果孩子的打鼾并不严重，大家并不需要太过担心，我们可以用中医的方法自行调理。中医认为打鼾是痰湿、血瘀造成的。由于痰湿内阻，或者瘀血阻窍，导致脏腑失调。所以打鼾与肺、脾、肾等脏器密切相关，尤其是脾失健运，肺气不利，这是关键原因。所以，中医治疗打鼾，主要是温肺健脾，辅之以穴位按摩，大家不妨一试。

首先我们看看穴位按摩。

第一个穴位是迎香穴，它在鼻翼外缘的 0.5 寸（大约是拇指 1/2 宽）处，位于鼻唇沟中。我们可以用指尖点压按摩，右侧顺时针、左侧逆时针方向刺激，一次 1~2 分钟，每天 3~5 次。它能疏散风热、通利鼻窍，补肺气。

第二个穴位是阴陵泉穴，它位于小腿内侧。找这个穴位时，我们可以躺着或者正坐，在胫骨内侧髁后下方凹陷处，就是阴陵泉的位置。穴位一般比周围皮肤敏感，按到穴位时会有轻微疼痛感。这是一个排湿大穴，善于排渗脾湿、调节脾脏的功能。按摩这个穴位 5 分钟，每天早晚各 1 次，

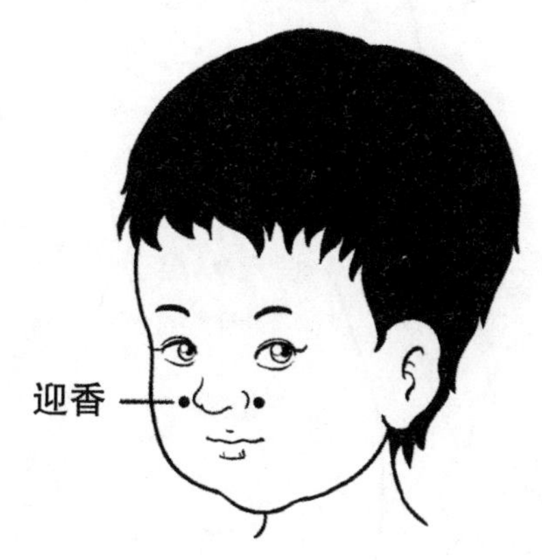

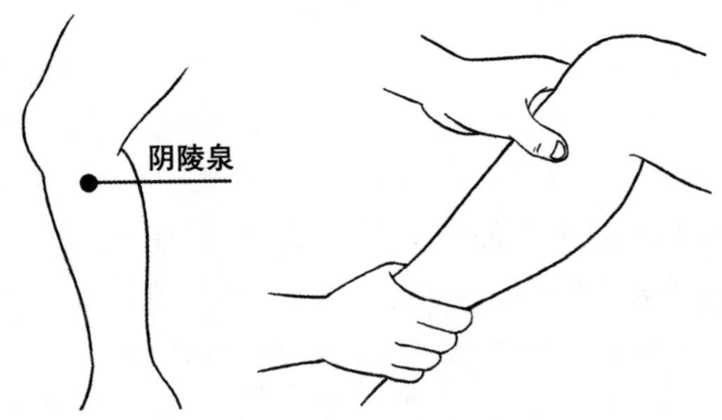

可以很好地强身、祛痰。

第三个穴位是中脘穴，它在上腹部，肚脐上 4 寸。找这个穴位时，我们可以采用仰卧的姿势，胸骨下端和肚脐连接线中点，就是这个穴位。它是四条经脉的会聚穴位，也是胃的“灵魂腧穴”，具有健脾和胃，补中益气之功。凡是脾胃失调、运化失常导致的各类脏腑相关疾病，都可以用中脘穴治疗。它既能宣肺，又能祛痰，是治疗打鼾的理想穴位。我们可以每天早晚各 1 次，每次点按 5 分钟左右即可。

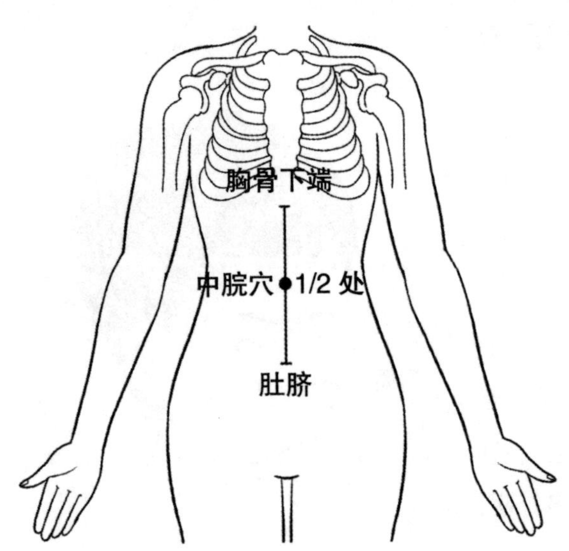

除了穴位按摩，这里我也给大家推荐两道食疗方，一个是山楂陈皮汤。取 40g 山楂去核打碎，10g 陈皮切碎，加入两碗水煎汤，水开后加入

红糖，待水剩下一碗左右时关火，趁温热服用，早晚两次。陈皮可以宣肺，山楂可以健脾开胃，这道汤可以行气活血、化痰止鼾，对于因为痰湿引起打鼾的胖孩子尤为有效。

另一个是花椒水，取花椒 5~10 粒，每晚睡前用开水泡一杯水，等水凉透后丢掉花椒，把水喝掉。花椒性辛，可以祛寒扶阳，所以对于受寒引起的打鼾特别有效。如果孩子实在受不了花椒水的味道，也可以煮葱白粥给他喝。具体做法是先将粳米煮成粥，然后取葱白 5~6 段放入粥中，快好时放入 6~7 片生姜煮 5~10 分钟熄火即可。

小儿贫血食疗方

晨晨是在幼儿园的常规体检中发现有轻度贫血的，体检报告建议他进一步检查。拿到体检报告时，另一位家长看到忧心忡忡的晨晨妈，跟她说："小孩儿轻度贫血嘛，没啥大不了的，多吃点猪肝补补就行了。"可是晨晨妈不放心，就赶来医院咨询。

的确，孩子轻度贫血并不严重，短时间内影响不大，但关键是要找出贫血的病因，一方面不能让贫血越来越严重，另一方面也要对症下药。比如，地中海贫血与缺铁性贫血，治疗两者的对策恰恰相反，前者忌铁剂，后者喜铁剂，所以啊，这贫血可不是一块猪肝能搞定的。

那么，这孩子是怎么贫血的呢？晨晨妈大惑不解："我们家生活条件还算不错吧，也没亏待过孩子啊，这怎么就贫血了？"其实啊，可能正是因为吃得太不错了，整天给孩子吃大鱼大肉，饮食结构明显不合理，导致糖、脂肪、蛋白质等营养素摄入过多，微量营养素摄入却明显不足。所以，尽管我们的生活水平不断提高，青少年儿童的缺铁性贫血患病率却一直都降不下来。

该怎么办呢？如果发现孩子贫血，先别着急吃猪肝或者买药，得先确定贫血的类型。比如，地中海贫血是一种遗传性溶血性贫血疾病，需要输血和去铁；巨幼细胞贫血，是由于脱氧核糖核酸（DNA）合成障碍所引起的，需要补充维生素 B_{12} 和叶酸。而最常见的缺铁性贫血，是因为体内铁元素的供需失衡，需要根除病因，并且补铁。接下来我们就主要针对这种类型的贫血，讲讲中医是怎样进行调理的。

在中医看来，贫血属于“血虚”“虚劳”范畴，多由先天不足，或者后天失于调养造成的。由于孩子脾胃运化功能较弱，过食过饥皆伤脾胃，水谷精微和气血津液不能很好地化生，就会形成贫血。所以，对于缺铁性贫血，中医治疗主要是从健脾、益气、养血入手。这里我们不谈方剂，只讲食疗。

对于缺铁性贫血的孩子，日常饮食除了要营养均衡之外，还可以适当增加一些铁含量高、吸收率强的食物。首选当然是动物肝脏，每100g猪肝就含铁25mg，而且比较容易被人体吸收；其次是各种瘦肉，虽然含铁量不太高，但利用率比较高；然后是各种动物血液，不管是猪血还是鸭血，铁的含量和利用率都相当高。除了这些之外，鸡蛋黄、黄豆及其制品、芝麻酱、木耳和蘑菇等，都是较好的预防和治疗缺铁性贫血的食物。在此基础上，就诞生了下面这些食疗方。

第一个是猪肝菠菜汤，作用是健脾补血。将200g鲜菠菜洗净切碎，100g猪肝切成小薄片，用油、盐拌匀，备用。锅中加清水500mg煮沸后加入菠菜及猪肝，煮至猪肝熟即可。让孩子趁热喝汤，吃菠菜和猪肝，每天一次，可以经常吃一些。

第二个是猪肝瘦肉粥，它能健脾益气。我们可以把50g鲜猪肝、50g鲜瘦肉洗净、剁碎，加油、盐适量拌匀，然后将50g大米淘洗干净，放入锅中，加清水适量。煮至粥将熟时，加入拌好的猪肝、瘦肉，再煮至肉熟即可。每天吃一次，也可以长期食用。

第三个是参枣莲子粥，它能健脾益气、益血补虚，特别适用于病后体质虚弱贫血的孩子。做法是取15g党参切成片，20颗红枣洗净剖开去核，30g莲子打碎。将30g粳米淘洗干净，与党参、红枣、莲子一起放入锅中，加清水适量，煮至米烂熟即可。每天煮1剂，分两次吃完。

第四个是麻花糊，它能润肠通便、养血补血，但是不适合腹泻的孩子食用。做法是取适量黑芝麻、花生仁洗净，放入炒锅中炒熟，研成粉末。每次各取15g，加入热开水120~150ml，调成糊状，再加入白糖调味即可。让孩子趁温热服用，每天1次，有贫血症状的孩子，可以长期坚持服用。

需要提醒大家的是，如果孩子的贫血比较严重，需要在医生指导下服药，不可单纯依靠食疗。一般来说，患有缺铁性贫血的儿童，只要正确诊断，配合食疗，很快就会恢复健康。

19 孩子中暑后的急救方法

其实和痱子相比，孩子夏天中暑的可能性还是相对比较小的，因为很少有家长会大热天带孩子去大太阳底下晒着。不过也有例外，比如我见过有的家长为了给孩子防暑降温，就带他去露天泳池游泳。结果，大中午的在泳池里面暴晒，孩子实在受不了暑热，就给中暑了。而且，大夏天孩子自己在外面玩得满脸通红、满头大汗，那也是常有的事。这时候，细心的家长就要观察孩子有没有中暑。

如果孩子在炎热的天气里，外出归来以后出现浑身发烫、体温升高的症状，同时显得烦躁不安、头痛恶心、心慌无力，可能就是中暑了。严重的甚至出现突然昏倒、四肢肌肉发生抽动。

这时候该怎么办呢？大家先别着急。首先要做的是把孩子转移到阴凉、通风、透气的地方，有条件的话，最好是去室温低于 25℃的空调房里。接下来要解开孩子的衣服让他散热，然后根据中暑的轻重程度进行相应的急救处理，主要是散热降温。

如果孩子体温没有超过 38℃，只有头晕头痛、口渴多汗、全身疲乏的症状，可以用毛巾湿水在额头冷敷退烧。

如果孩子体温超过了 38.5℃，毛巾冷敷额头就不太够了。3 岁以上的孩子，我们可以用冷水擦浴来快速降温。需要注意的是，世界卫生组织在 20 世纪 90 年代就不主张用酒精擦浴进行退热处理了，所以大家不要再用酒精降温了。而且即便用冷水擦浴，也不能擦前胸和腹部，否则孩子可能会有心跳减速或者腹

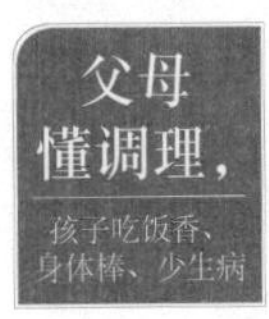

泻等不良反应。

除了擦拭，也可以用冰袋冷敷。具体做法是用毛巾或者纱布包好冰袋，放在孩子头下枕着，也可以放在腋下和大腿根部，这样做也能帮孩子迅速降温。但是，等到孩子体温降到 38℃以下，就不能再擦拭或冰敷了，以免体温降得过低。

如果孩子中暑很严重，出现面色苍白、冷汗淋漓、脉搏细弱，甚至四肢抽动、意识障碍等严重症状，就不要自己处理了，赶快送医院比较好。年龄过小的孩子中暑，比如 3 岁以下，我也建议交给医生处理。

在采取急救措施降温之后，对于中暑的孩子，我们还要在饮食上加以调理。中医认为，中暑的外因是暑热之气，内因则是孩子的先天禀赋不足，或后天脾胃不好，所以难耐暑热。因此，饮食上要遵循防暑降温、清热解毒、健脾利湿、利尿利便和益气养阴的原则，可以多吃一些含水量多的食物，多吃一些清淡的食物，比如绿豆汤、荷叶粥、西瓜、黄瓜等。这里给大家推荐几道食疗方，帮助中暑的孩子恢复元气。

首先，是吃西瓜，喝“西瓜翠衣”水。西瓜有祛暑热烦渴和利尿的作用，有“天然白虎汤”之称。而且这种解暑的方法深受孩子欢迎。不过，西瓜性寒凉，尤其是冰西瓜，容易伤及脾胃，所以理论上是不能多吃的，尤其是 3 岁以下的孩子，每天吃薄薄的一片足矣。另外，“西瓜翠衣”水可以试着多喝一些。西瓜翠衣，就是瓜瓤和表面的绿皮之间那一层淡绿色的皮。我们可以把翠衣切成薄片，煮水给孩子喝，可以很好地生津止渴、解暑。

其次，我们还可以自制一些凉茶。凉茶解暑的作用很好，但市面上的凉茶大都加了太多糖，所以条件允许我们可以自己制作。可以把金银花、菊花各 5g，栀子 5g，薄荷叶 6 片，用 1000ml 水煎后当茶喝，喝的时候加点冰糖，它能清热解毒解表，夏天可以作为消暑凉茶偶尔喝一些。

最后，还有一款三豆粥推荐给大家。取绿豆、黑豆、赤小豆、大米各 30g 分别洗净，放入清水中浸泡 2 小时。然后把这些一起放入锅内，加适量清水，大火煮沸再转小火，煮至豆烂粥熟，加入适量冰糖调味即可。它可以清热健脾、消暑利湿，在暑热天气也不妨多喝一些。

孩子出水痘，不要急着用激素类软膏

像我这个年龄或者比我再年长一些的，很多人小时候都长过水痘。现在的孩子基本上都会打疫苗，可是这并不代表就不会出水痘了。

虽说水痘不算什么大毛病，一般两周左右自己也就好了，不需要特殊治疗，但是小孩子没自制力也不懂事，水痘痒了就爱用手抓，水痘破了就会留下难看的疤痕，这也影响形象。而且有的孩子出疹后依然持续高热不退，甚至还有呕吐、惊厥等症状，这时候应该立即送到医院治疗。所以，这水痘还是不能掉以轻心的。

我在这里想要强调两点：第一是不要急着用激素类软膏；第二是不要乱用退烧药。

先来说为什么不要急着用激素类软膏，这里指的主要是肾上腺皮质激素，也叫糖皮质激素。比如氢化可的松、去氢可的松（强的松、泼尼松）等，它们常常可以用来治疗急性感染引起的发热，但是孩子出水痘的时候，一定不能急着用。即使因为别的疾病正在使用这些药，也应该尽量停用。

为什么呢？因为孩子的免疫力通常不够强，皮质激素类药物能抑制人体网状内皮系统的吞噬功能，降低机体对病原微生物的抵抗力。它能阻止溶酶体的破裂，让它不能释放出核酸酶去破坏病毒核酸。由于抗生素只能杀死细菌，不能杀死病毒，所以糖皮质激素非但不能抑制和杀灭水痘病毒，还有可能阻止身体自身杀灭病毒，有可能导致病情迅速恶化，并发继发性感染，如果救治不及时，甚至可能危及生命。

所以，孩子长水痘，我们一定不能乱用“肤轻松”“强的松”等激素类药物，而是应该使用抗病毒感染药物来预防感染。如果怕孩子痒，可以外搽炉甘石洗剂，水疱破溃后可以涂碘伏等预防感染即可。除非感染其他病菌，否则一般不需要其他药物。

现在我们再来看看为什么不要随意用退烧药。发烧是水痘的症状之一，等到水痘发出来，自然就退烧了。如果在发烧期间服用药物来退烧，可能会增加发生并发症的机会，容易引起一种叫雷氏症候群的脑炎。所以，对于水痘引起的发烧，大家不用太过担心，更不能病急乱投医。

一般来说，孩子长水痘期间的注意事项，主要是避免吹风晒太阳，以免水痘破损留下疤痕。此外，还要用温水擦洗皮肤，别让小孩子乱跑出太多汗，以减少感染的危险。饮食上，还是要清淡，不能吃姜、大蒜、胡椒、辣椒等辛辣的食物。下面给大家介绍几道清热解毒的食疗方。

第一个是薏米粥。将薏苡仁 30g、粳米 60g 放在一起煮成粥，每天两次，可以当正餐给孩子吃，作用是利湿、清热。

第二个是常见的绿豆汤。可以把适量绿豆加水煮成汤，加一点白糖调味。它能清热解毒、解渴清暑、利水消肿。

第三个是板蓝根银花汤。取板蓝根 100g、银花 50g、甘草 15g，一起加水 600ml，煎取到还剩下 500ml 左右的时候，去渣加适量冰糖即可。每次服 10~20g，每天数次。它能清热、凉血、解毒。

第四个是芫荽汤。我们需要准备鲜芫荽 150g、鲜胡萝卜 200g、干板栗 150g、鲜荸荠 100g，先分别将芫荽、胡萝卜、板栗、荸荠洗净，然后切碎，一起放到砂锅里，加适量水，水开后小火煎煮 30 分钟，然后去渣，分成两次

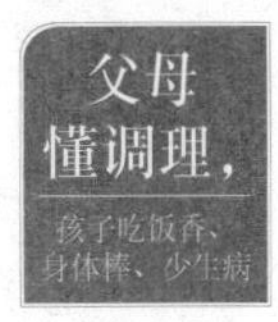

温热饮用。它可以在出痘期间帮助透发痘疹，缩短病程。

第五个是竹笋鲫鱼汤。可以将适量鲜竹笋洗净切片，鲫鱼去鳞及内脏，一起煮熟食用。水痘初起时可以每天喝一次，能够益气、清热。

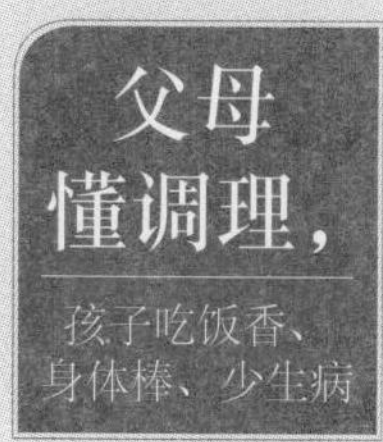

第四章 预防调理

父母最容易忽视的部分

中医一向主张“上工治未病”，所以预防工作显得很重要。而且，正所谓“衣烂从小补，病从浅中医”，治病最好的时机，就是在刚刚发现、症状很轻的时候着手去治疗。孩子很多时候不能清楚地表达自己身体的感受，这就要求家长学会细心观察，帮孩子提早预防疾病。在这一部分内容里，我会跟家长一起了解一些最基本的防病小常识，只要您肯用心，就可以让孩子少受很多罪。

1 经常观察孩子的舌头，健康问题早发现

在第二章我们已经提过，可以根据孩子的舌苔来调整饮食。这里我们再来详细讲讲，作为健康的“晴雨表”，舌头可以给我们哪些预警，让我们如何发现疾病前兆，并且及时把它扼杀在萌芽状态。

孩子如果健健康康的，舌体应该是柔软润泽、舌色淡红、舌面有干湿适中的淡淡薄苔，没有异味的。一旦孩子身体健康出状况，尤其是肠胃消化功能有问题，从舌头上就会表现得淋漓尽致。因为中医认为舌苔由胃气所生，而五脏六腑皆禀气于胃。所以，脏腑的寒、热、虚、实，病邪的性质和病位的深浅，都可以从舌头上看出端倪。

当然，大家可能没有老中医的火眼金睛，不过下面我教给大家的小招数很简单，一学就会，大家可以大致判断出孩子的身体状况。

先来说舌体，也叫舌质，就是舌头本身。它本来应该是淡红色的，如果变成淡白色，说明孩子气血虚。我们就得当心孩子是不是有可能贫血，可以多给他们吃一些益气养血的食物。

如果孩子的舌质变成赤红，一般都是有内热，耗伤了津液，可以给孩子多喝水，多吃一些清热去火的食物。如果孩子舌头呈绛红色，同时伴有大便干燥以及口臭，那么，一般来说，孩子接下来很容易有上呼吸道感染出现，家长得引起重视。

如果孩子的舌头呈现紫色或者有紫色斑块，这是血液循环出现了问题，导致缺氧，当然这种情况不多见，一般出现在新生儿窒息、先天性青紫型心脏病的孩子身上。

如发现小孩子舌面上有白点，连嘴唇上也有，说明孩子可能肚子里有寄生虫。

当然，舌质还得结合舌苔来看，比如孩子舌质偏红，同时没有舌苔，说明孩子是阴虚有热，需要养阴清热，就可以给他喝些藕汁、荸荠汁、芦根水等。接下来我们就来讲讲舌苔。

“舌苔”顾名思义，就是舌头上长的一种苔状的东西。首先得澄清，舌苔的颜色需要是孩子在刷完牙、漱完口之后的真实颜色。假如孩子刚喝完牛奶，舌苔肯定是白色的；刚吃完杨梅，舌苔肯定是黑色的；刚喝完橘汁，舌苔肯定是黄色的……这肯定不能作为判断身体状况的依据。

正常情况下，舌苔应该是薄白的。但是疾病初起的时候，也会有白而且薄的舌苔，很多刚刚得上呼吸道感染或者急性支气管炎的孩子，舌苔就看不出有什么异常。

如果舌苔是厚腻的白苔，同时舌边缘有齿痕，这说明孩子湿气比较重。这时候应该让孩子少吃油腻食物，注意用推拿手法或者喝薏苡仁水等赶走湿气。

如果孩子的舌苔变成了薄薄的黄色，说明体内火气比较旺，得注意清热去火，可以喝一些金银花茶、车前草茶、菊花茶等。

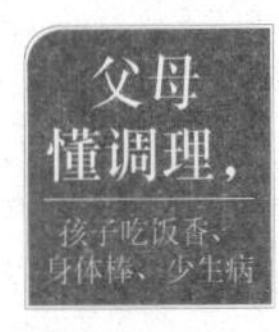

如果孩子的舌苔不仅黄而且腻，说明孩子的湿气和热气都很重。这些孩子往往同时会有厌食、口臭、烦躁、大便特别臭、尿黄等现象。家长这时候一定要注意给孩子清热利湿，否则一有外邪进犯，孩子就很容易生病。

如果孩子的舌头是所谓的“地图舌”，也就是舌苔斑驳，有一部分剥落了，前面我们讲过，这说明脾胃之气受损，孩子往往会食欲不振、精神萎靡，得补养脾胃。

当然，观察舌头只是一个初步推断，临床上我们还会结合“望、闻、问、切”等共同考虑，才能给孩子的身体状况一个准确的描述。

日常生活中还可以尽量结合孩子的其他表现来判断，比如最直接的二便。如果孩子小便色黄而短少，说明该清热了；如果小便色白而清长，那就是受寒了。如果便秘，那一般都是体内有热；如果腹泻，一般都是寒证。另一个是孩子的精神状态。孩子通常都是不大懂得伪装的，身体上的感受会直接表现出来。所以，孩子是不是有精气神，也是一个非常直观的指标。如果是比较小的婴幼儿，我们还可以听哭声。如果孩子的哭声洪亮，是好消息。如果哭声有气无力或者明明难受却一声不哭，反倒不是好事，建议带孩子去看医生。另外，假如孩子体重暴涨或者突然变得消瘦，一般都会有营养不均衡的情况，我们最好弄清楚原因，以免影响孩子的生长发育。

一般来说，只要家长足够用心、细心观察，孩子健康状况不佳的蛛丝马迹都能被发现，我们就可以尽早做好预防和调理工作，为孩子的健康保驾护航。

流感高发期，如何保护孩子不中招

有的孩子凡流感必中招，有的孩子结结实实很少感冒。不管你是哪种孩子的家长，流感来了，都不得不防。流感跟普通感冒不一样，它在中医里被称为“时行感冒”，属于疫疠，也就是传染病。应对传染病的方法，当然与由于自身原因引起的感冒不同。

在甲、乙、丙三种流感中，对我们危害最大的甲型流感，也就是大家通常所说的甲流，它的高发季节是春夏之交。在流感高发季节，想让孩子完全避免接触流感病毒是不大可能的，不过，假如做好预防工作，我们还是可以很好地减少孩子患病的机会。

众所周知，预防任何传染病，都需要良好的卫生习惯，包括勤洗手、勤换衣服、适时增减衣物、多开窗通风、少去人群密集的场所、戴上口罩、经常给玩具消毒、多锻炼身体提高免疫力等。不过，这里我想要跟大家谈谈专门针对流感的。一些简单的小药膳，流感高发季节可以给孩子多吃一些。

一种是薄荷梨粥。做法是取薄荷 3g、1 个去皮的鸭梨、6 颗切开去核的大枣，加水适量，小火熬成汤，过滤掉原材料。然后用小米或大米 50g 煮粥，粥熟后加入薄荷梨汤，再煮沸就可以了。平时容易上火的孩子，流感高发季节可以每天吃一次。

如果在流感高发季节，发现孩子小便黄、脸蛋红、眼屎多、舌苔厚、大便干，说明孩子内热比较严重。如果还同时有嗓子疼、咳嗽的现象，说明肺积热、有肺火，一定要注意及时清火。做法很简单，我们只需要让孩子多喝白开水，

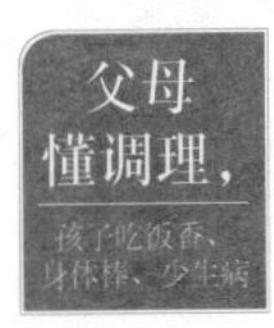

同时用冬瓜煮水给孩子喝，因为冬瓜可以清火、利尿，帮助孩子远离流感。

此外还有一个小偏方，防治流感的效果也非常不错，只不过味道不是特别好，有些孩子不能接受。具体做法是用切碎的鲜姜 20~30g，放入一大瓶可口可乐中，用锅煮开，趁热喝下。如果孩子可以接受这个味道，不妨一试。

除了用药膳预防以外，中医还可以有很多其他方法对抗流感。我小时候，每到流感高发季，母亲都会用艾叶或艾条熏蒸房间。一般来说，房间面积每平方米可以用艾叶 5~10g 或艾条 1 支，熏蒸半个小时到 1 个小时候就可以。艾叶这味中药，对于流感病毒以及其他呼吸道病毒、细菌、真菌等都有不同程度的杀灭和抑制作用。很多人家里不方便用艾叶熏蒸，我建议大家可以常备一些艾条，它能帮我们有效预防各种呼吸道传染病。

在家里可以用艾条熏蒸，出门的时候可以给孩子随身带个中药香囊。大家可以从中药店买来丁香、紫苏、苍术、肉桂、辛夷、细辛、荆芥穗、白蔻仁各 2g，把它们碾碎以后装入香囊，让孩子随时携带，也可以预防流感。不过，如果孩子是过敏体质，要当心过敏。

另外，在流感高发季节，我们还可以用花椒水泡脚。大家可以把花椒放在水里煮一会儿，也可以在开水中丢入花椒。花椒水属于祛寒类的中药，有温中散寒、燥湿止痛止痒的作用，也能增强孩子对流感病毒的免疫力。

如果有条件的话，还可以自制药汤，用中药泡澡。我们可以用茵陈蒿 40g、艾叶 40g 大火煮沸后，改小火再煮 15 分钟。关火后，把药液倒入洗澡水中让孩子全身浸泡。茵陈蒿和艾叶在古时候都是田野里特别常见的植物，可以很方便地采摘到，民间常常拿它们来清热利湿，治疗疮疹瘙痒。用它们泡澡，能很好地预防流感，不过不可以泡太久，5~10 分钟就可以。

最后不得不提的是中医推拿，预防流感的推拿方法非常简单，我们只需要揉耳朵就可以。具体做法是用双手的示指、拇指分别轻擦耳轮，也就是耳朵的外周，一直擦到感觉耳轮由内向外发热为止。可以每天 1 次，每次 5 分钟左右。它能补益肺气、疏风解表，通过提高肺的功能很好地预防流感，尤其适合孩子。

当然，以上一些预防措施都是外在手段，它们起到的都是辅助作用。最根本的，还是要提高孩子自身的抗病能力。这就需要孩子在日常生活中规律作息、均衡营养、适度锻炼、保证睡眠，一点点地提高自身的免疫力。

警惕孩子脾胃虚的表现

孩子生下来，开始吃东西，脾胃在经受压力和考验的同时就开始巩固，孩子的脾胃一直都是比较稚嫩的，直到 8 岁左右才能完全发育好。很容易因为调理不当而出现脾胃虚的情况。

大家别以为脾胃虚只会影响消化系统，事实上，便秘、腹泻、痰多、咳嗽、湿疹、黄水疮、鹅口疮、黄疸、手脚潮湿，等等这些疾病的内因也都跟脾胃有关。

在中医看来，脾并不是解剖所说的器官，而是一个系统。脾是后天之本，脾胃不好，会直接影响到营养的消化吸收，给其他器官带来直接或间接的影响。

所以，听起来似乎不怎么严重的脾胃虚，与孩子的生长发育和未来的身体健康都有莫大关系。在五脏和五行的相配中，脾属土，它是人的基础，是根基。所以脾虚了，营养吸收不好，会直接影响到其他器官。那么，你的孩子是否脾胃虚弱呢？我们可以注意观察一下。

假如你发现如果孩子的嘴唇是鲜红的，那么他可能是体内有热、脾阴虚，因为嘴唇对应脾，“脾开窍于口，其华在唇”；如果孩子舌苔很薄、舌头很红，那么他也可能是脾阴虚；如果孩子小小年纪就有眼袋，尤其是眼袋发红甚至发紫，很可能是脾阴虚。

上述症状是脾阴虚，孩子还会脾阳虚。如果孩子眼袋大，但是不发红、颜色淡；嘴唇颜色正常或者发白；舌头淡白，舌苔上往往布满牙印；怕冷，白天一动就出汗，气喘，四肢无力，少气懒言，精神萎靡；大便溏泻，不成形；吃完饭就肚子胀，同时身体很容易浮肿；有鼻炎，非常容易受寒感冒。那么，他很有可能是脾阳虚。

一般来说，脾虚都是后天喂养不当引起的，所以健脾最基本的方法还是养成良好的饮食习惯，同时采用一些食疗方案。

简单来说，脾胃虚弱的孩子是应该忌生冷的，不但凉茶、冷饮和雪糕要少吃，而且西瓜、雪梨、火龙果、山竹、奇异果、马蹄、螃蟹等寒凉的食物，也要少吃。他们要多吃的，是健脾益气的食物，比如山药、莲子、大枣、香菇、栗子等。

另外，我们还可以给孩子多喝一些粥进行食疗。喝粥可以养胃，下面这些粥，更能很好地帮脾胃虚弱的孩子健脾养胃。

首先是山药莲子粥，山药是非常好的健脾食物，最适合脾阳不足的孩子。莲子也能益补脾胃，它们一起煮，可以温胃健脾，而且味道也不会让孩子讨厌。具体做法是取适量的新鲜山药 50g、去芯莲子 30g、粳米 50g 一起煲成粥喝就可以。注意莲子和粥都要煮得够烂，这样才容易消化吸收。体态偏瘦、食欲不振的孩子，可以适当多吃点。

其次是红枣小米粥。准备红枣 10 颗、小米 30g。先将小米清洗后放入炒锅内，用小火炒至略黄，然后加入红枣和适量水，用大火烧开后再改用小火熬成粥吃。对于消化不良并且伴有厌食的脾胃虚弱型孩子来说，这道粥是非常对症的。

最后是麦冬沙参扁豆粥。沙参、麦冬可以甘寒生津、润肺养阴、清养肺胃，白扁豆能够健脾止泻，这道粥对于燥伤肺胃，津液亏损的孩子有很好的食疗效果。我们需要准备的材料是沙参、麦冬各 10g，白扁豆 15g，粳米 50g。具体做法是：将沙参、麦冬加水煮 20 分钟取汁，用此汁液与粳米、白扁豆一起煮粥吃。舌头红、手足心热、便秘的孩子可以多喝一些。

当然，可以健脾的食疗方不限于上面我介绍的这些，大家可以自己选一些健脾的食材，变着花样做给孩子吃。只要大家有这个意识，结合前面我讲过的知识，给孩子补脾胃一点都不难。

除了上述方法之外，中医推拿也是特别值得推荐的。之前我们在“积食”部分讲过的捏脊，就是简单有效而且安全的健脾疗法。除了捏脊，我还给大家推荐按摩足三里。

足三里是脾经合穴，也是保健要穴，它能燥化脾湿，生发胃气。我们膝盖那里有一处凹陷，在髌骨两侧都有凹陷，内侧的叫内膝眼，外侧的叫外膝眼。大家在小腿外侧，沿着外膝眼往下，距离外膝眼大约四横指，也就是3寸的地方，寻找酸麻胀感最强的位置，那里就是足三里了。我们可以每天顺时针按揉孩子的足三里穴10到15分钟，能够很好地调理脾胃，让孩子胃口更好身体壮。

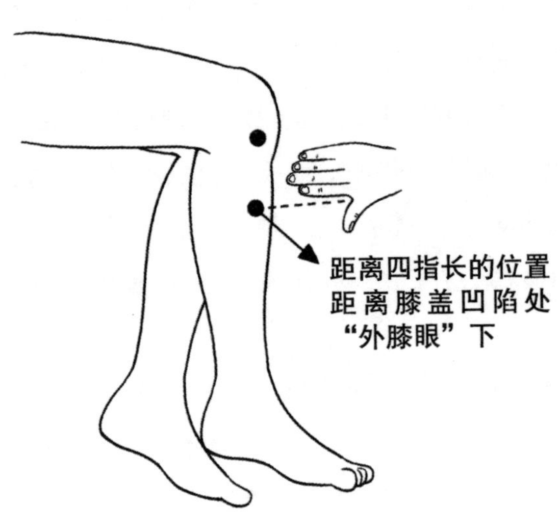

预防孩子“上火”，不要盲目“祛火”

对孩子来说，最常见的病，要数呼吸系统疾病和消化系统疾病了，而这两大疾病，基本上都是由“上火”或者脾胃不和引起的。所以我经常会听到家长们说：“这孩子只要一上火就感冒。”但我发现很多人对“上火”是有误解的，所以这里我们先谈谈“上火”。

大家从小到大，或多或少都“上火过”，眼睛干红、鼻腔胀满、口腔溃疡、咽部疼痛、有口臭、小便色黄、便秘、身上长热毒疮、睡眠不好等，都是上火的表现。按说“上火”本来不是什么大事，但是这火太大了，阴阳就失去平衡了，身体也受不了，所以一遇外邪，就容易生病。

孩子之所以更容易上火，跟他们“三不足两有余”的病理特点有关。也就是说，孩子的五脏中，脾肺肾常不足，心肝常有余。有余就意味着容易“上火”，所以孩子心火和肝火本身就是偏旺的，所以他们往往会表现出来舌头长口疮、舌质尤其是舌尖发红等心有余的症状，以及脾气大、容易烦躁、惊风等肝有余的表征。

所以，孩子“上火”其实很常见。一旦阴阳不调、体内水分流失过多或者便秘、病邪入侵等，都有可能让孩子“上火”。为了不让孩子老生病，我们还是要从预防做起。

中医把火分为很多种类，有实有虚。我们大人熬夜，上的是虚火。孩子上火，经常是实火。实火也有部位的不同，比如心火旺了舌尖会发红、小便偏黄，肝火旺了会眼屎多、眼干眼痒，脾火旺了会口腔溃疡、口干口苦，胃火旺了会口臭、牙痛、牙龈红肿，还会便秘。

所以，清火的时候，我们要根据孩子的表现对症下药，可不能随便下火。因为有些大人用的药，比如牛黄解毒丸等，清热效果特别强劲，孩子未必能承受得了。预防孩子火旺，最安全的方法，其实还是食疗。日常生活中，在营养均衡的基础上，可以注意培养孩子爱吃蔬果的习惯，注意控制零食的种类和数量，少吃一些容易上火的食物。比如大葱、辣椒、胡椒、芥末、咖喱等辛辣食物，它们能助长火热；而炸鸡腿、炸薯条、炸丸子、炖猪肉等油炸、肥甘厚味的食物，不利于新陈代谢，也是“火气”的来源；羊肉、狗肉等肉类特别容易“上火”，不能给孩子多吃；荔枝、桂圆、菠萝等热性水果，虚火偏旺以及湿热体质的孩子不能多吃；冰激凌、冷饮等冰品，很容易让体内冷热失调；而人参、甲鱼等补品，更是不能给孩子乱吃，很容易让孩子内热丛生。

那孩子应该多吃什么呢？

梨是清火首选，也是我最常推荐的清火食物。中医认为梨性凉，有清热解毒、生津润燥、清心降火的作用，对支气管、上呼吸道和肺部，滋润效果都相当好。不过由于梨性偏凉，生吃多了可能伤阳，所以最好让孩子熟吃，梨的寒性会降低，而且润肺、润燥、清火的作用会更好。

在这里给大家推荐川贝母冰糖梨盅。做法很简单，只要把一个雪梨洗干净，在大约 1/5 的地方横切，挖去里面的核，做成盅的模样。把适量川贝母捣碎，和冰糖一起放到梨盅内，然后盖上梨盅的盖子，放到蒸锅里隔水蒸 5~10 分钟就可以了。这道甜点既下火又非常可口，孩子会很喜欢。

除了梨子，柚子是另一个清火“明星”。它的果肉性凉，有止咳平喘、清热化痰、健脾消食的作用，而且它去火的力度较为温和，对孩子来说是很好的清火食物。比如大家都非常熟悉的蜂蜜柚子茶。做法也不复杂，准备些柚子和柠檬，剥出柚子果肉，把柠檬皮也剥下来切成丝，越细越好。把柠檬果肉和柚子果肉用搅拌机打成泥状。然后把冰糖加一点水熬化，把柠檬皮放入糖水中，煮10分钟，再加入混合好的柠檬、柚子果肉，用中小火煮到黏稠的时候就可以，冷却之后加入蜂蜜调味。可以一次多做一些，吃不完的话可以装在玻璃瓶里密封好放冰箱里，以后吃的时候会比较方便。

除了柚子和梨以外，鲜莲子、白菜、芹菜、莴笋、茭白、莲藕、茄子、百合的清火效果都相当不错。我们还可以用绿豆、鲜藕、甘蔗、大白菜根、荸荠、鲜茅草根、鲜芦苇根等自制凉茶，这里我就不再一一列举了。只需要提醒一点，尽量选择孩子喜欢，且寒性不要太过的食物。只要大家注意多给孩子吃一些润肺生津、养阴清燥的食物，预防“上火”一点都不难。

孩子睡觉磨牙，当心脾胃不和

磨牙不仅仅是孩子才有的毛病，大人有时候也会半夜磨牙，只是孩子磨牙可能更常见。一般来说，孩子白天磨牙，大都是在出牙的时候，那时候牙龈痒痛得难受，孩子就喜欢咬东西，这种情况下，磨牙棒就可以解决问题。但如果是夜间无意识的磨牙，可能就跟健康有关系了。

老辈人常说，孩子晚上磨牙是肚子里有虫了。所以很多家长，尤其是爷爷奶奶外公外婆，一看到孩子磨牙就爱给他们吃打虫药，这是非常不恰当的做法。我最反对家长不分青红皂白就给孩子乱吃药，于是很多孩子都是吃了打虫药不见好转才送来医院的。

的确，几十年前，像我父母刚做医生那会儿，孩子磨牙他们首先怀疑的就是蛔虫或蛲虫，屡试不爽。可是我们今天卫生条件好了，城市里的孩子很少会有肠道寄生虫了，过去的经验也不再适用。现在的孩子晚上磨牙，大都是因为脾胃不和。

脾胃不和跟牙有什么关系呢？这是因为反映肠道情况的手阳明大肠经，是从手指开始的，它虽然顺着胳膊只到锁骨那里，但它的支脉往上通过了面颊，进入下齿槽，然后在人中那里交汇。所以，胃肠功能稍有变化，就有可能反映到牙齿上。

当然，脾胃不和只是原因之一，还有其他一些因素也会让孩子磨牙，比如，晚餐吃得过饱，孩子睡觉的时候还有大量食物没有消化，消化系统就不得不“加夜班”。由于消化系统加班工作，不知情的咀嚼肌也被动员起来，会不由自主地收缩，孩子就开始磨牙了。如果是这种情况引起的磨牙，就不能让孩子睡前吃太饱，也不要一吃完东西马上睡觉。

还有一种情况是睡前孩子玩得太兴奋，也有可能磨牙。比如，你给孩子讲了情节特别紧张的故事，或者孩子本身压力比较大，那么入睡的时候神经系统会过于兴奋，也有可能磨牙。

当然，磨牙也有可能是牙齿本身的问题，如果孩子牙齿排列不齐、牙齿咬合关系不好或者咀嚼肌用力过大等，都有可能让孩子的咀嚼肌无意识地收缩，表现出来就是磨牙。

另外，缺乏维生素 D 或者睡眠姿势不好的孩子，也会导致咀嚼肌发生异常收缩，从而出现磨牙。那么，有这么多原因可以引起磨牙，就得对症下药。我们可不能根据老观念，一磨牙就给孩子吃打虫药。重点还是要调和脾胃。

中医认为，孩子夜间磨牙大都与胃热有关，所以通常会用芦根、茯苓和黄连煎成汤药给孩子喝，但我认为这些中药过于寒凉，我们还是可以用更温和的手法，比如食疗偏方。每晚睡前吃一块生橘皮。

另外我们还可以从通过推拿按摩脸上的穴位入手，来缓解磨牙这一症状。

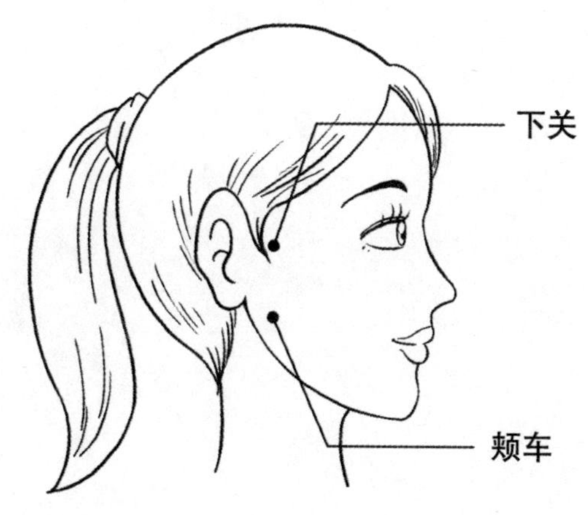

一个是颊车穴。只要使劲咬一下牙，脸上就会有一块地方凸出来一个包，那是咬肌，咬肌上有个窝儿，那就是

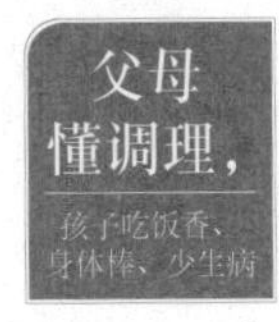

颊车穴。一般人的颊车穴都跟嘴角在一条平行线上，而且上边跟鬓角垂直。如果孩子磨牙，我们可以在他睡觉前，给他揉揉颊车穴，3~5 分钟即可。

另一个是下关穴。下关穴在侧脸上，约耳前一横指，颧弓下陷处。张开嘴巴的时候，凹陷里面就有一个“包”被顶出来，这个“包”就是下关穴。睡前按摩下关穴，也能很好地缓解磨牙症状。

6 孩子口臭，背后可能有隐忧

口臭这东西，一点都不鲜见，吃了葱、蒜、韭菜，就会有难闻的味道；吃完东西不漱口，也有可能让口腔有异味。这些暂时性的口臭都没什么问题，一般都是暂时的，但病理性的口臭，就值得警惕了，但它很有可能是一些疾病的外在表现形式。

所以，如果孩子有口臭，大家不要先着急消除口臭，而是应该找到根源。一般来说，特定的疾病会散发出特定的气息。凭着这些气味，有经验的医生就可以初步判断是哪些疾病在伤害孩子。下面我们简单来看一下。

如果是腐败性的臭味，一般都是因为口腔炎症或者口腔卫生习惯不好，只要注意卫生、消去炎症，一般就没什么问题了。

如果是酸味、馊味的口臭，一般都是孩子胃肠功能紊乱，通常我们会在孩子打嗝的时候闻到这种味道。肠胃功能正常之后，这种味道就会消失了。如果在孩子嘴里闻到血腥味，那往往是消化道出血或者鼻子出血才有的情况。当然，这种情况一般不需要嘴巴里的味道来预警。如果是烂苹果味儿，往往是糖尿病患儿的病情恶化到了酮症酸中毒阶段，那必然是相当严重的情况，必须请医生诊断。

此外，还有大蒜味、鱼腥味、尿骚味等，往往都是非常严重的疾病了，我不希望任何一位家长从孩子嘴里闻到这些气味。总之大家记得，对于孩子嘴里任何不明原因的气味，尤其是怪异的味道，一定要有足够的警觉心。

但是一般来说，孩子的病理性口臭大都还是与消化系统有关的。中医认

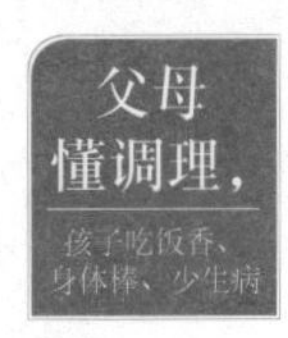

为，口臭大都是由胃有积热、脾胃火盛、肝肾阴虚、肠腑实热等原因引起，需要因病施治。下面我们就来分别看看各种类型口臭的表现，以及该用怎样的食疗方案。

如果是口臭伴随舌头发干、牙龈红肿，通常是胃积热引起的口臭，需要清胃泻热。给大家推荐的食疗方是生地黄蜂蜜水。做法是用生地黄 2~3 克，加水煎煮 30 分钟，放温后加两勺蜂蜜调味，每天给孩子喝一点。

如果是口臭伴随口唇干燥，往往是脾胃火盛引起的，需要清泻脾胃。给大家推荐的食疗方是藿香粥。只需要把 15g 藿香洗干净，放入铝锅里加水烧开后，再小火煎 5 分钟，然后弃渣取汁，放在一旁备用。接着用 50 克粳米正常熬粥，等粥快好的时候加入刚刚煎好的藿香汁，再煮沸就可以起锅了。

如果是口臭伴随便秘，往往是肠腑实热引起的，需要滋阴通便。给大家推荐麦冬粥。做法是将麦门冬 20g 洗净，放入锅中加水煎熬，弃渣取药汁待用。然后粳米 50g 洗净放入铝锅里，加水适量，再将麦门冬汁和冰糖适量一起放入锅内，大火烧开，然后小火煮熟即可。

如果口臭是酸腐的味道，往往是因为积食，这时候需要消食导滞。可以尝试一下陈皮炒米粥。做法是将 30g 大米洗干净后，在铁锅内用慢火炒成黄色，然后与 5g 陈皮一起放到锅中，加入适量清水煲粥。粥煮好后，加入少许盐或者红糖调味即可。这种口臭在孩子身上比较常见，家长们要引起注意。

如果是口臭伴随着口咽干燥、形体消瘦、腰膝酸软，往往是肝肾阴虚引起的，需要滋补肝肾。不过这种情况在成年人身上比较多见，在孩子身上少见。可以采用的食疗方是枸杞山药。我们可以把适量山药段和枸杞子放在开水中煮 2~3 分钟，用凉水冲凉待用。然后保留少许煮山药的水，加入冰糖小火煮至全部融化，加入白醋，将汁收稠。接下来把做好的酸甜汁倒入山药枸杞里，入味半小时就可以吃了。

当然，光靠食疗还不够，还要结合良好的饮食和卫生习惯，比如多喝开水、睡前少吃东西、早晚刷牙、饭后漱口等，才能保证孩子远离“小臭嘴”。

一进幼儿园就生病，家长该怎么办

很多家长都觉得孩子上幼儿园了自己就可以放松了，然后他们马上就会发现，自己的想象太美好了。原本不怎么生病的孩子，入园以后，开始三天两头生病，从感冒到肺炎再到手足口病，简直让人焦头烂额。

这种情况其实也很正常，幼儿园是一个公共场所，人多，空气也比较浑浊，这对于一直在家里被精心保护起来的孩子来说，不适应也是难免的。这种不适应，除了生理上的，还有心理上的。离开熟悉的环境和家人，或多或少会有恐惧、焦虑的心情，这些心理压力会让孩子身体处于应激状态，影响抵抗力。而且 3 岁左右的孩子，免疫系统还没有发育成熟，所以很容易感染或者被传染一些疾病。

需要提醒大家注意的一点是，有的孩子在幼儿园里看上去每天都在感冒，但其实不一定真是感冒。我的一位小患者敏敏就是这样，她上幼儿园之前健健康康的，可是妈妈发现她一去幼儿园就开始流鼻涕、咳嗽，接回家也一直咳嗽，咳得晚上都睡不好。在家里过上一段时间再送回幼儿园，可是没过几天就又感冒了。妈妈一直以为是幼儿园里卫生有问题或者小朋友多，孩子被传染上了感冒，但其实我给敏敏诊断的结果是，她是过敏性咳嗽。要是继续发展下去，有可能发展为过敏性哮喘。

原因是什么呢？其实敏敏这样的案例我也没少接诊。根据其他患者的经验，我跟敏敏妈妈说，还真不是幼儿园不讲卫生，可能是太讲卫生了，总用消毒液消毒。一方面很多幼儿园的消毒方法不够专业，有操作不当的地方；另一方面孩子的肺腑娇嫩，尤其是过敏性体质的孩子，就很容易咳嗽、流鼻涕。

对于这个问题，一方面我们得跟幼儿园沟通，另一方面自己还是要想办法。最根本的，当然还是增强孩子体质。增强体质，基本上也就是从饮食和运动两方面着手，在营养均衡的基础上，多给孩子吃一些有营养、能增强抵抗力的食物，天气好的时候，多带孩子去户外运动。很多家长都懂得这个道理，但这是一项长期工程，最难的是长期坚持下去。

除此之外，我们还可以根据经验做出一些预防措施。在孩子入园之前，我们需要给他们养成良好的生活习惯，包括让孩子定时在规定时间内独立吃完饭、定时如厕等。另外还要给孩子进行入园的心理教育，让他们知道上幼儿园意味着什么，也让孩子知道幼儿园里的生活程序，尽可能地消除孩子对新环境的恐惧心理。心情好了，抗疾病的能力自然也就增强了。

值得一提的是，在孩子上幼儿园之前，一定要教会他们说两句话：一句是“老师，我要喝水”，另一句是“老师，我要上厕所”。我跟不少便秘的孩子交流过，他们中的大部分都不敢告诉老师自己想要便便，于是就一直憋着，这样能不便秘吗？

另外，孩子入园之后，我们还需要做的是及时给孩子增添衣物。其次为了避免孩子感染一些传染病，还要告诉孩子，不能乱用其他小朋友的东西，当然自己的杯子、小毛巾等也应该只能自己用。养成良好的卫生习惯，才能更好地远离病菌。而孩子每天从幼儿园里回家以后，我们还可以用淡盐水给他漱口，它能安全有效地清除口腔里的大量病菌。可以让孩子仰着头，在口里含漱，让盐水能够充分冲洗到咽部，这样效果会更好。当然，如果没有淡盐水，用清水漱口同样可以保护孩子不受一些细菌的侵袭。

总而言之，孩子在入园的前半年容易生病是很常见的。在这段时间，家长

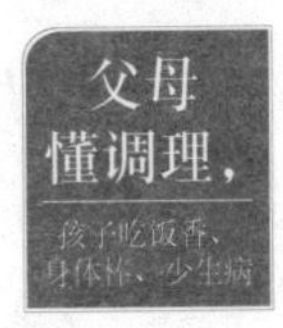

一定要更加细心，一看到孩子有生病的苗头就要当心，别把小病拖成大病。一般来说，在我们的精心呵护下，随着孩子免疫力越来越强，等孩子适应以后，就不会那么容易生病了。

谨防春季呼吸道感染

在儿科疾病中，呼吸道感染是最常见的，排名第一。不管是发热、咳嗽、咳痰、流鼻涕、打喷嚏，还是咽痛、咽痒、嘶哑、头痛、头晕，都是呼吸道感染的常见症状。这些症状，在您家孩子身上也不陌生吧?

虽说呼吸道感染特别常见，一年四季都会发生，但冬春季节尤其多，尤其是在春季。

这是因为除了天气乍暖还寒、变化无常之外，在风阳扰动、万物生长的季节，细菌、病毒也开始活跃起来，而四处飞扬的花粉也成了传播疾病的帮凶。再加上孩子本身处于生理性免疫功能低下状态，所以更容易感染。

那么，我们该怎样预防呢? 总结起来，主要就是下面四句话：衣服保暖、饮食科学、通风干净、心情愉悦。这里我着重谈一下穿衣服的问题。

老辈人常说“春捂秋冻”，这个从长斯的生活实践中总结出来的防病知识，还是有一定道理的。大家可能还听过“二月休把棉衣撇，三月还有梨花雪”“吃了端午粽，再把寒衣送”的俗语，都是劝人们春天季节不要着急减衣，尤其是体质比较弱的老人和孩子。

但是，这个“捂”也不是说让你大春天的还给孩子穿个羽绒服。凡事都有个度。那穿多少才算合适呢? 大家可以记着一个标准，“后背无汗、手脚不凉”，这样就可以了。

另外，春天孩子穿衣服还要遵循原则，那就是“下厚上薄”。因为孩子的腿脚，对外界寒冷更为敏感。双脚受寒，就会引起上呼吸道黏膜的血管收缩，抗

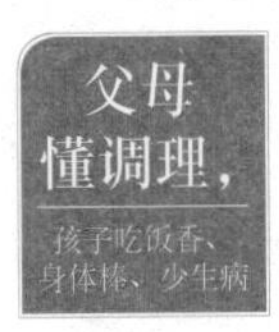

病能力下降，很容易出现呼吸道感染。如果肚子着凉，就很容易闹肚子，所以下面的衣物要厚。

上面的衣物为什么要薄呢？因为上半身离心脏比较近，比下半身更暖和，所以不需要太厚，能起到“保温”的作用即可。保温就是保护阳气，在春天可以起到养阳的作用。但是穿得太多容易出汗，反倒容易着凉。需要注意的是，脖子后面有三个受风的要穴，当心不要受寒。

不过，不同体质的孩子，要穿的衣物多少也稍有不同。因为孩子体质不一样，耐受冷热的程度也不同。一般来说，如果孩子“捂”着时，不觉得咽喉燥热、身体冒汗，即便气温稍高，也不必急着脱衣；如果孩子表现得特别怕热，就可以稍微早点减衣。

最后，我们来看看预防呼吸道感染的一些食疗方。春天易热也易寒，所以食物就得不寒不热、不腻不燥，也就是要多吃性味甘平的食物。比如麦谷类食品、薏苡仁、玉米、豆制品、海产品、蛋类、蘑菇、莲子、山药、荠菜、马兰头等。下面我给大家介绍几款。

第一个是胡萝卜山药粥。做法是取一根胡萝卜、一根山药切成小块备用。然后用适量粳米煮粥，粥煮到半熟时加入胡萝卜及山药丁即成。山药有健脾、除湿、补气、益肺、固肾、益精的功效，能够益胃助食；胡萝卜含有多种维生素，可以提高呼吸道的抵抗力。所以这道粥春天可以给孩子适当多喝一些。

第二个是黄芪红枣水。可以取黄芪 15g、红枣 15 颗加水适量，用小火煮 1 个小时以上。每天煮 1 次，分成 2~3 次给孩子喝。黄芪为“补药之长”，对五脏之虚均有补养作用，可以提高免疫力；红枣滋养强壮、健脾和胃、养心安神。它们一起煮成汤水，特别适合容易感冒并且有贫血症状的孩子喝。

第三个是太子参麦冬枸杞粥。做法是取 12g 太子参、12g 麦冬加水煮 30

分钟，去渣取汁。然后用这个汤汁，加上 12 克枸杞和粳米一起煮粥，早晚给孩子各吃 1 次。太子参可以补气养阴，枸杞子滋肾阴明目，麦冬养肺肾胃阴，一起煮粥可以补气养阴，增强免疫力，也特别适合体质较弱、容易感冒的孩子食用。

另外，春季我们还要注意观察孩子体温、呼吸、精神变化，一旦发现有疾病的苗头就尽早就医，这样才能更好地让孩子安然度过疾病多发的春季。

夏天防暑湿，最宜养脾胃

在中医看来，一年是包括五个季节的，春、夏、长夏、秋、冬。这个多出来的长夏，也就是每年夏至、小暑、大暑、立秋、处暑这五个节气所处的时间，大概是七八月。它的特点是湿热蒸腾，而湿邪易困脾胃，尤其是老人和孩子，所以有“长夏最宜养脾”的说法。

其实不只是长夏，整个夏天，养脾都非常关键。因为整个夏天都多湿热，很多体内湿气重的人，在夏天会更加明显。湿气重的后果是什么呢？中医认为脾有“土”的特性，而土很容易吸水，所以湿气进入体内最容易伤脾。脾受伤以后，运化水谷的功能就会受影响，一方面导致脾胃失和；另一方面脾湿会产生痰湿，痰湿会阻碍身体排湿，让湿气聚集得越来越多，恶性循环就这样形成了。

所以，在湿气重的夏天，我们一定要防止湿热侵袭，好好养脾胃。那么，该怎么判断孩子有没有被湿邪所犯呢？有下面这些标准可以作为参考：每天起床都觉得特别困倦、无精打采的，整个人也懒得动；早晨的时候眼皮明显是肿的，或有下眼袋；舌苔厚腻；舌体胖大，或舌边缘有明显齿痕；胃口不好，消化功能也不好；头发爱出油、面部油亮；睡觉流口水；耳内湿（耳禅湿）；排便黏稠不易冲掉。如果孩子身上有这些症状，基本上可以肯定他体内有湿。

有湿应该怎么办呢？可是这湿邪可不好除，俗话说“千寒易除，一湿难去。湿性黏浊，如油入面。”湿跟什么都能掺和在一起，它跟寒在一起叫寒湿，跟热在一起叫湿热，跟风在一起叫风湿，跟暑在一起就是暑湿。跟谁在一起，都

“如油入面”，很难除去。所以，除去它也不是一朝一夕的事情，大家一定要有耐心坚持。

想要健脾除湿，最值得推荐的，当然还是食疗。整个夏天，饮食原则应该是以健脾、清热、利湿为主，首选清淡、有营养、易消化的食物，比如苋菜、冬瓜、白扁豆、薏苡仁、绿豆等，少吃冷饮冰品。

而祛湿健脾最著名的食疗方，非红豆薏米粥莫属。它的做法很简单，取干红豆、薏苡仁、绿豆各 30g，洗干净后放在锅里面加水熬就可以了。薏苡仁被《神农本草经》列为上品，利肠胃、消水肿、健脾益胃的功效非常显著。红豆也有明显的利水、消肿、健脾胃功效，而且还能补心。薏苡仁和红豆熬成粥，既好消化，又可以很好地消肿祛湿。需要注意的是，煮这道粥的时候不能加大米，因为水稻长在水里，中医认为它本身含有湿气，会影响功效。

这道粥还可以根据需要千变万化。比如，孩子有精神不足、心悸贪睡的表现，可以加点桂圆；孩子心火旺、舌尖红的时候，可以加点百合、莲子；孩子着凉感冒、食欲不佳的时候，可以加点生姜，只是生姜不能放太多；如果孩子咳嗽，可以加梨；如果孩子身体羸瘦、食欲不振，可以加山药。总之，根据孩子身体的具体状况加减食材就可以，功效都很好。

除了薏苡仁，另一味中药茯苓，也是除湿健脾的“明星”。只是茯苓跟薏苡仁不一样，它不能直接当食物吃，所以应用不够广泛。不过我们可以在炖菜的时候适当加入一些。另外，还可以加入另一味中药——陈皮，也就是晒干后的橘皮，它在养脾方面功效也很好。我们炒菜时可以放一些新鲜的橘皮，用陈皮泡水喝。

另外，所有带有“瓜”字的蔬果，不管是西瓜、冬瓜，还是苦瓜、南瓜，都有一定的利水除湿功能。所以，夏天为了除湿，不妨多吃一些瓜类。只是西

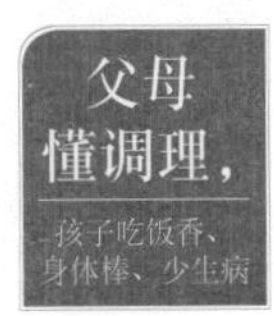

瓜、苦瓜性偏寒凉，孩子脾胃虚弱，不能多吃。

最后我还给大家讲一个小窍门，那就是用艾叶泡脚。艾叶是一味中药，可以祛湿止痒、散寒止痛。具体方法是把干艾叶 10~15g 放到适量冷水里，水开后用小火煎 10 到 15 分钟，就可以泡脚了，最好能泡半个小时左右。当然，在此期间水温是要保证的，不能低于 35℃，所以大家最好多熬一些装在保温瓶里随时添加。

此外，排汗也是非常好的祛湿方法。虽然天气很热，但是也要运动。让孩子每天坚持适量的运动，对他的身体非常有益，只需要注意防暑即可。

10 秋燥袭来，防止肺实热

在我国大部分地区，秋季天气的特点都是风多雨少，气候干燥。从潮湿的夏天进入干燥的秋天，孩子的身体会因为气候的变化而出现不适，口舌生疮、咽干唇燥、流鼻血、大便秘结等可能会一一找上门来。咽干喉痛、咳痰不爽等肺热的症状，也特别常见。

初秋，盛夏余炎未消，气温仍然较高，所以被称为“秋老虎”。但白露之后，天气干燥，昼热夜凉，寒热多变，易伤风感冒，旧病也易复发，所以也有“多事之秋”的说法。

中医认为，“多事之秋”是一个由热转寒，阳气渐收、阴气渐长，由阳盛逐渐转变为阴盛的时期。在这个季节里，养阴是养生的重要原则，而养阴的重点就是养肺阴，要防燥润肺，防止孩子出现“肺实热”。

不过，虽说秋燥最容易伤肺，但秋天同时也是养肺的最好季节。

该怎样滋阴养肺呢？最基本的还是从衣、食两方面入手。先说穿衣。老辈人常说“春捂秋冻”，因为过早给孩子穿太厚容易“上火”，而且穿太多就容易出汗，出汗后凉风一吹，反而更容易感冒。这原本是没错的，但是大家在具体实施的时候也要注意把握度，也不能穿太少了，让孩子在寒风中瑟瑟发抖。尤其是体质较弱的孩子和婴幼儿，以及有呼吸道病史的孩子，防寒保暖是相当重要的，一定得注意根据气温变化增减衣物，穿得不多不少正合适才行。

接下来是饮食，从某种意义上来说，是饮食结构重塑了我们的身体，所以食疗的作用再怎么强调都不为过。只是，它不像药物一样有立竿见影的效果。

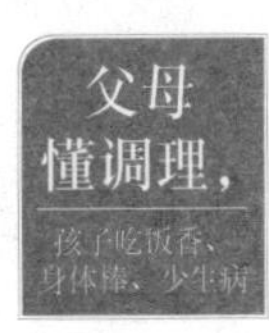

可是，用食物一点一点累积起来的免疫力，才是更持久、更可靠的，我们得有耐心和信心。

既然是秋燥，那么饮食方面首先我们要注意多喝水，然后秋季饮食的原则是润肺、清淡。可以多吃补充润肺的食物，如乌骨鸡、芝麻、蜂蜜、核桃、莲藕、豆浆以及花生、鸭蛋等，它们都是生津润肺以及补益肺气的食材。还有红枣、莲子、山药、南瓜和茭白等，都是适合在秋季食用的食物。

而下面这些食物，清肺润肺、止咳化痰的效果特别好，在这里给大家重点推荐，它们是白萝卜、柿子、橄榄、薄荷、竹笋、百合、银耳、豆腐、无花果、梨。就拿梨来说吧，它有清热解毒、润肺生津、止咳化痰等功效。生食、榨汁、炖煮或熬膏，对咳嗽、支气管炎等症都有较好的辅助治疗效果。如果与荸荠、蜂蜜、甘蔗等榨汁一起喝效果更好。

另外再给大家推荐几道食疗方，万一孩子已经出现肺热症状，我们可以及时调理。

首先是香蕉冰糖水。做法很简单，只需要把成熟香蕉 3 个去皮切成块，然后加适量冰糖合煲成糖水喝就可以了。香蕉有清理肠胃的功能，可以把痰涎往下排出。大家可能不知道的是，它还有滋润祛燥、止热咳的作用，对燥热咳嗽效果很好，大家不妨一试。

然后是川贝炖豆腐。做法是把 15g 川贝母打碎或研成粗末，跟冰糖一起放在豆腐上，放在炖盅内，加盖，用文火隔开水炖 1 小时。然后喝汤吃豆腐及川贝末。川贝能够清热润肺、化痰止咳，豆腐益气和中、生津润燥、清热解毒。它们一起用小火炖，药食结合，可以很好地清热润肺、化痰止咳，对于肺有燥热、反复咳嗽、急慢性支气管炎、感冒引起咳嗽的孩子，食疗效果都比较好。

当然防止孩子肺热，我们还是要综合考虑，从各方面入手。比如，保证睡眠、保证生活规律、适度锻炼增强体质、创造一个温馨和谐的家庭环境等，这些都是提高孩子免疫力、防病治病的基础。

防寒保暖，预防冬季常见病

在我国大部分地区，一到冬天，孩子就裹成了个“球”。可是，好像还是防不了寒邪，冬季是孩子风寒感冒、急性上呼吸道感染、急性哮喘等呼吸系统疾病，轮状病毒肠炎、腹泻等消化系统疾病，以及冻疮等皮肤病的高发季节。其中相当一部分，都是跟寒邪侵犯有关。

很多家长都弄不明白，为什么孩子穿得那么厚，屋里温度那么高，还会着凉感冒？一般来说，都是忽略了一些细节。

比如，前一阵子有一个孩子是爷爷奶奶带着来就诊的。孩子已经风寒感冒 3 天了，奶奶抱怨是爷爷给孩子洗澡的时候让他着凉了。爷爷不同意，说卫生间温度很高，而且洗完马上给孩子擦干穿上衣服了，不可能感冒，怪奶奶是不是白天开窗通风，让房间温度过低了。奶奶也不答应，说暖气那么足，房间温度绝对没问题，一直在 26℃以上。两人你一言我一语，就在诊室争了起来。

我仔细问了一些情况以后，问爷爷给孩子洗澡后有没有保证把孩子身上都擦干了，爷爷有点迟疑了，说不能保证。这就是原因了，很多家长天天给孩子洗澡，可是又不能保证完全擦干，尤其是颈下、腋窝等部位，往往是潮湿的。还有头发，小男孩的头发短，很少有家长给吹干。其实浴室内外温差是很大的，即使穿得再厚，那些没擦干的位置，仍然会在较冷温度的影响下着凉。

除了洗澡注意保暖之外，预防孩子着凉最好的办法就是避免在冬季出汗。我们常说的着凉，其实是体内温度突然降低，让病菌趁机侵袭呼吸道，于是诱发了各种呼吸道疾病。而孩子出汗之后再接触冷空气，就非常容易着凉。所以，冬季不要给孩子穿得像个棉花糖。由于孩子心脏的收缩能力有限，所以到达四肢末梢的血液相对较少，手脚冰凉很正常，因此，不能看孩子手脚凉就加衣服，而是要看脖子的温度，只要脖子不冷就没问题。

除了防止着凉感冒之外，我还想提一提冻疮。很多家长给孩子穿得不少，可是带孩子出去玩的时候，却没有给裸露在外面的皮肤做防寒保护。于是，那些暴露在低温下的皮肤，体表的血管会发生痉挛，血液流量因此减少，于是那些离心脏较远的手脚、耳朵、面颊等位置，就很容易出现组织缺血、缺氧的现象，细胞受到损伤，开始充血发红，就成了冻疮。虽然冻疮不是什么要命的疾病，天气暖和了自己就会好，可是看孩子又红又肿的皮肤又痒又痛，多心疼啊。所以，带孩子去户外活动的时候，衣服要适当宽松一些，鞋子透气性能要好，而且一定不能小，否则会影响脚部的血液循环，很容易冻伤，还要注意在脸上、耳朵上涂抹护肤油。如果天气特别寒冷，就不要在户外逗留太久，更不要让孩子在冷空气中安静久坐。

如果孩子往年出现过冻疮，今年复发的可能性极大，那么在冬天到来前，我们可以把茄子干熬汤，浸泡或者经常浸洗曾经出现冻疮的位置，可以起到预防作用。

最后给大家介绍一些在寒冬抗寒防病的方法。

首先，多喝白开水。冬天跟秋天一样气候干燥，再加上北方往往有暖气，人体非常容易缺水，一定要给孩子多喝点白开水，这是任何饮料都不能取代的最佳饮品。

其次，可以经常喝一点红枣姜汤。生姜驱寒的功能大家不陌生，把生姜 5 片、大枣 10 颗煎成茶，每晚给孩子喝一次，可以增强他的抗寒能力，避免出

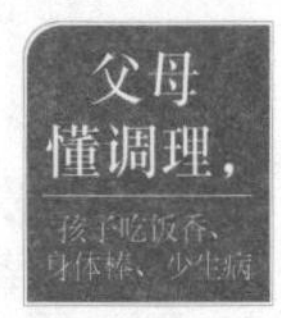

现感冒着凉等问题。

另外，还有一个简单易行的方法，可以在床头放上一个柑橘。柑橘清新的味道是可以祛除病毒的，能很好地预防上呼吸道疾病。

总而言之，在寒冷的冬天，防寒保暖是预防疾病的基础，注意各种细节，出门前做好防护措施，只要我们足够细心，就能很好地抵御风寒，度过严冬。

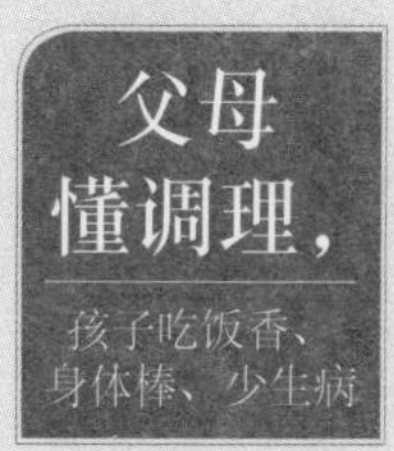

第五章 保健调理

小技巧带给孩子好体质

很多人常常以为看中医就是吃中药，其实中国传统医学的内核要丰富得多。在悠久的历史中，它以阴阳五行、气血津液、五脏六腑等理论为基础，发展出了一整套中医传统疗法，从药疗到食疗，从推拿到针灸，建立起了一个庞大而又完善的系统。其中，针灸、拔罐、推拿、刮痧等方法，保健效果都是相当不错的。在这部分内容中，我们就来一起看看怎样利用一些简单的物理疗法给孩子调理身体、防病治病。

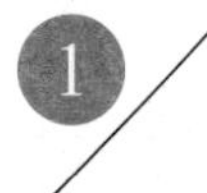

捏脊，防治脾胃和肺系小毛病

其实前面讲“积食”的时候，我已经跟大家提到捏脊了，但这里还是很有必要拿出来单独讲一讲，因为对 7 岁以下的孩子来说，捏脊是非常好的保健手段，既安全又有效，而且孩子不会有什么痛苦，生理上和心理上都更容易接受。

捏脊的手法前面也简单谈过了，现在具体讲讲。准备工作是让孩子趴在床上，背部保持平直、放松。家长把手洗净、搓暖以后，把双手的中指、无名指和小指握成半拳状，示指半屈。然后，用双手的示指中节靠拇指的侧面，抵在孩子的尾骨处。

准备动作做完以后，把大拇指与示指相对，开始向上捏起皮肤，同时向上捻动。两手交替，一边提捏，一边向前推进，沿着脊柱两侧，从尾骶部的长强穴一直推到枕项部的大椎穴，这是第 1 遍。

第 2~4 遍，仍然要按照前面的方法去捏脊，只是每捏 3 下，可以把皮肤向上提一次，这叫作“三捏一提”。如果每捏 5 次提一下，就是“五捏一提”。还有“只捏不提”的，这取决于孩子的具体需要。第 5~6 遍的时候，仍然重复第一遍的动作。最后还有一个收尾动作，就是两手的拇指指腹，分别自上而下揉按脊柱两侧 3~5 次。

这个捏脊，对孩子胃口不好、消化不良、积食、慢性腹泻、便秘等胃肠疾病和反复感冒、咳嗽等肺系疾病，都有很好的保健效果。这是因为，捏脊这种按摩手法，是用“捏”和“提”刺激背部的督脉和足太阳膀胱经。督脉的作用是总督一身阳气，而膀胱经上分布着心、肺、肝、胆、脾、胃等脏腑的背俞穴。刺激这些经络穴位，可以起到调理脏腑、增强体质的目的。

身体健康的小孩，平时我们也可以给他捏脊，可以帮助孩子的五脏六腑功能更快地趋于完善，促进全身气血运行，对加快孩子的生长发育以及提高免疫力等都有很好的保健作用。但是需要提醒大家的是，捏脊对于慢性疾病的疗效很好，它的长处在于慢慢调理，对于急性腹泻、感冒的孩子，还是应该先祛除病邪。

捏脊对孩子的年龄也有要求。半岁以下的孩子，我不大建议捏脊，主要是因为婴儿还太小，可能还不会翻身、自己俯卧，这样的话捏脊过程中可能会出现窒息的危险。而 7 岁以上的孩子，不是不能捏，只是效果可能会打折扣。因为孩子的背部肌肉比较厚了，可能不那么容易提起，穴位也就不容易点按到位，效果自然受影响。

而对于不同年龄的孩子，捏的手法和频率也是有差别的。如果孩子比较大，力道可以相对大一些、刺激可以相对强一些。如果孩子比较小，当然应该轻一些。一般来说，“三捏一提”的刺激程度最强，而单捏不提的程度最轻。如果我们的目的是日常保健，可以每天 1 次，“五捏一提”或者单捏不提就可以。如果目的是治疗脾胃虚弱等疾病，可以每天 1~2 次，建议大家“三捏一提”。当然，这需要根据孩子的年龄和身体情况最终决定。

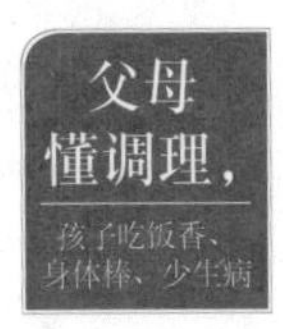

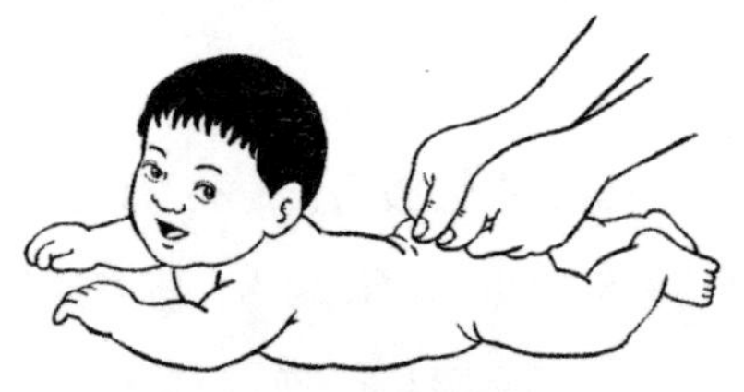

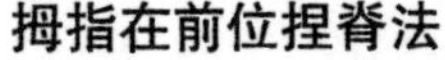
拇指在前位捏脊法

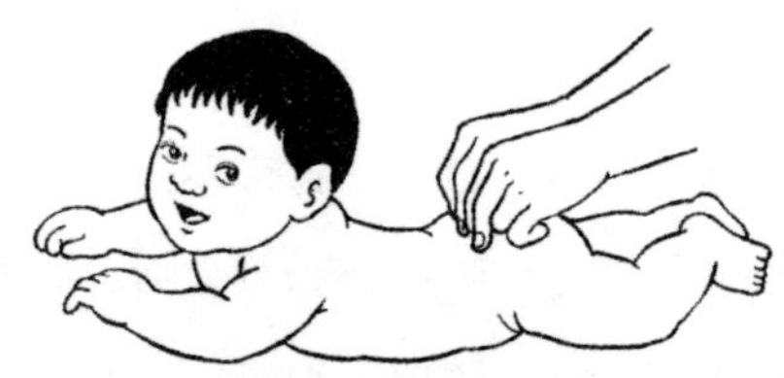

拇指在后位捏脊法

不管刺激力度和频率怎样，孩子的皮肤都很娇嫩，我们一定要控制好力道，当然，指甲更是要修整光滑。而且如果孩子脊椎两侧皮肤有破损的时候，就不要捏了。一开始刚做的时候，手法一定要既轻柔又敏捷，不要让孩子产生反感情绪，以后可以稍微慢慢加重一点。每次的时间也不宜太长，3~5 分钟就可以。关键是坚持，而不是一口想要吃个胖子。

至于捏脊的时间，最好是早晨起床后，或者晚上临睡前，两顿饭之间也可以，但最好不要在饭后 1 个小时内进行，否则不仅孩子趴着不舒服，也会影响捏脊的效果。另外，不要在孩子睡着的时候捏，也不要在他正哭闹的时候捏。当孩子配合、背部又平又正而且肌肉放松的时候，效果才是最好的。

2 刮痧帮助排出体内毒素

“刮痧”中所说的“痧”，其实是从皮肤下最薄的微血管中渗漏出来的血液，它是含有毒素的。理论上，身体非常健康的人，是刮不出痧的。只有当我们的身体正气不足，或者感受外邪，或者内在脏腑功能失调的时候，才会导致经络不通、气血不畅、代谢产物积聚。这时候，通过刮痧，利用刮板向下的压力，让含有毒素的血液从毛细血管壁渗漏出来，也就形成了“痧”。

简单来说，刮痧是一种“泄”法，是借助外力，让体内的毒素更快地排出体外。操作得当的刮痧，不会伤害身体，只会帮助身体疏通经络、活血化瘀、祛除风寒、调整脏腑。所以一般来说，孩子中暑、暑湿、脾胃功能不好、过敏性鼻炎、发烧等小毛病，都可以通过刮痧来改善症状。

不管是中药还是西药，我是主张能不吃药就尽量不要吃药的。所以，如果看到小患者体质和精神都不错，病情也不严重，就会建议给他们用物理疗法，偶尔我也会亲自做个示范。比如，咳嗽、打喷嚏、感觉酸痛无力等感冒初期的孩子，我就会建议背部刮痧，一天一次或者隔天一次，通常都会比较迅速地缓解病情。

这其中的道理是，不管是风寒感冒还是风热感冒，都跟风邪有关，而风为阳邪，容易侵犯阳位，背部为阳，所以在风邪侵入时会首当其冲，治疗的时候也应当从背部入手。背部分布着督脉和足太阳膀胱经，通过刮痧刺激它们，能够振奋一身之阳、调整脏腑功能，所以对治疗感冒和增强孩子的免疫力都有很好的效果。

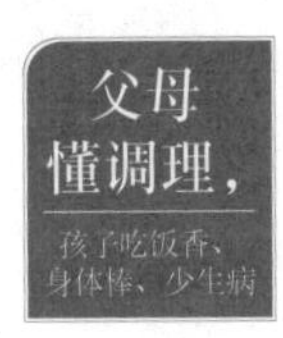

刮痧操作起来也比较方便，只需要准备一块刮痧板，推荐牛角材质的。先把需要刮的部位用温水洗干净，然后均匀涂抹上刮痧油或者按摩油，用刮痧板反复刮动、摩擦就可以，时间上没有限制。如果是治疗疾病，可以用刮板厚的一面对着手掌；如果是日常保健，可以用薄的一面对着手掌。不过，刮痧虽然方便易学，还是有很多注意事项的。

首先，一定要保证室内温度，千万不要让孩子着凉，注意避开风口。夏天刮完痧，也不能用空调和风扇对着刮痧的部位吹。而且，由于孩子皮肤非常娇嫩，为了避免风寒等病邪侵袭，需要等待皮肤毛孔闭合恢复原状后才可以洗澡。所以，最好在刮痧 4 个小时后再洗澡。另外，可以在刚刮完的时候喝一杯温开水，帮助排毒。

虽说刮痧保健效果不错，却也不是人人都适合的。孩子太小（女孩 7 岁之前，男孩 8 岁之前），我是不建议刮痧的。刮痧会造成或轻或重的皮肤损伤，孩子皮肤太娇嫩，如果不注意护理，有可能会感染。另外，刮痧会让皮肤有轻微的痛感。成年人知道这是为自己好，所以会忍住。但孩子不一样，如果他感觉疼痛，会有强烈的恐惧和排除心理，就跟对待打针一样。我们知道，心情对身体有很大影响，与其在孩子既抗拒又害怕的情况下调理，还不如不调理。

如果你的孩子已经比较大了，给他刮痧的时候，也一定要注意力道，最好控制在平时给孩子搓澡的那个力度。而且，还可以在刮痧部位涂一些润滑剂，比如凡士林软膏、护手霜、红花油都可以充当润滑剂。或者，也可以找一块干净的棉布盖在刮痧部位，刮到孩子皮肤微微发红就可以了，不要求一定出痧。要是把孩子身上刮得又黑又紫，那就有点过了。而且，孩子皮肤高度过敏，或者患有皮肤病的时候，一定不要刮。

另外，根据家长们的反映，有的孩子刮痧效果特别好，但是有些孩子刮痧效果就不明显，而艾条熏的效果特别好。所以，任何一种保健手法，都不能保证对所有人都有效，我们可以在保证安全的前提下多尝试，找到最适合自己的方法。

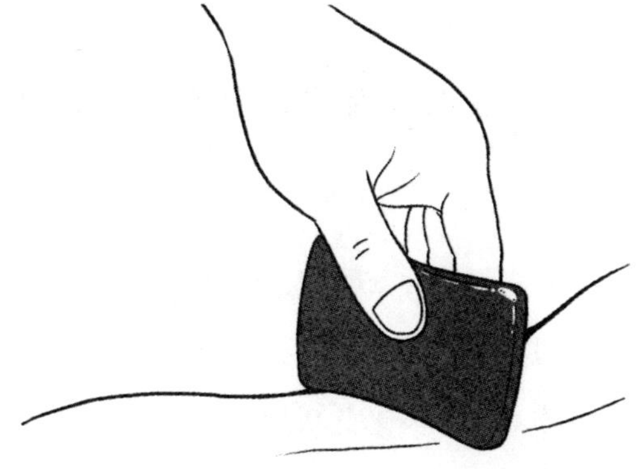

婴儿抚触操，爱的魔力带来免疫力

首先得让大家明白，这个婴儿抚触操，是有适用年龄的。假如你家孩子已经超过 1 岁，您就不用看下去了。但假如你家孩子还未满周岁，建议大家最好认真看看。很多家长可能根本不知道充满爱的抚触对孩子的积极影响有多大，也不知道孩子是多么需要你温柔的抚触。

虽然看起来抚触跟按摩差不多，但其实大有不同。婴儿抚触的概念是个“舶来品”，1958 年，心理学家哈瑞・哈洛博士做了一个著名的实验，说明了“爱”对灵长类动物的重要性。在这个实验中，小猕猴宁愿要一个可以抚摩的母猴的替身，也不愿意要食物。后来的种种临床试验，让医学家们对抚触的兴趣不仅仅停留在早产儿身上，而是扩大到了健康孩子身上，结果是让人振奋的。

由于皮肤是人体接受外界刺激的最大感觉器官，是神经系统的外在感受器，所以，在小宝宝大脑和身体发育的关键时期，给他的脑细胞和神经系统以适宜的刺激，就可以促进宝宝的中枢神经系统发育以及感官的灵敏性，还有利于释放更多的生长激素。

简单来说，给小宝宝进行抚触，可以促进宝宝的身体和智力发育，可以减轻机体对刺激的应激反应，可以增强孩子身体的免疫能力，可以减轻孩子的紧张和焦虑甚至疼痛，可以作为皮肤病之外任何疾病的辅助治疗手段，可以增强孩子的自我认知能力，可以帮助孩子安眠。而且，还有非常重要的一点，它可以极大地促进亲子关系。

除开有皮肤病，比如大面积湿疹的宝宝暂时不适合做抚触以外，几乎所有的小婴儿，都会需要爸爸妈妈充满爱意的抚触。所以抚触最好是亲子之间，每一对新生儿父母都可以尝试，它的手法也很简单。

首先是准备工作。由于抚触的时候宝宝几乎光着身子，所以房间温度得适宜，不能太低也不宜太高，保持在26℃左右比较合适。环境要求干净、安静，不被人打扰，可以放一些轻柔的背景音乐。

至于时间选择，最好是在宝宝洗完澡后进行。

需要准备的唯一的工具是婴儿油，如果没有婴儿油，婴儿乳液也可以。由于小婴儿的皮肤太过娇嫩，婴儿油可以让孩子感觉更加温柔舒适。但是，一定要注意不要接触到孩子的眼睛。我们把手洗干净，在掌心倒一些婴儿油，双手互搓，让手变得更润滑温暖，接下来就开始给宝宝做抚触操了。

第一是脸部。取适量婴儿油或婴儿润肤乳涂在自己的拇指上，从宝宝前额中心处，用双手拇指往外推压，画出一个微笑的眼睛形状。然后眉头、眼窝、人中、下巴这些部位，同样用双手拇指往外推压，画出一个微笑的眼睛形状。它的目的是舒缓紧绷的脸部神经。

第二是胸部。把双手放在宝宝身体两侧肋骨的边缘，先用右手轻轻往上，滑向宝宝的右肩，然后回到原位。左手一样，先滑向左肩，再复原。这一步的作用是让呼吸循环更顺畅。

第三是腹部。需要注意的是，孩子脐痂还没有脱落的时候，可以跳过这一步。我们可以按照顺时针方向按摩腹部。有兴趣的家长，还可以在孩子的肚皮上轻轻地写“I LOVE YOU”或者“我爱你”。当然与此同时，你最好能微笑着温柔地跟孩子说话，说你有多爱他。因为抚触的精髓，是用身体上的接触进行情感交流，让孩子感觉到你的爱意，而轻柔的爱语毫无疑问也是非常管用的方法。这一步骤的作用，是安抚肠胃。

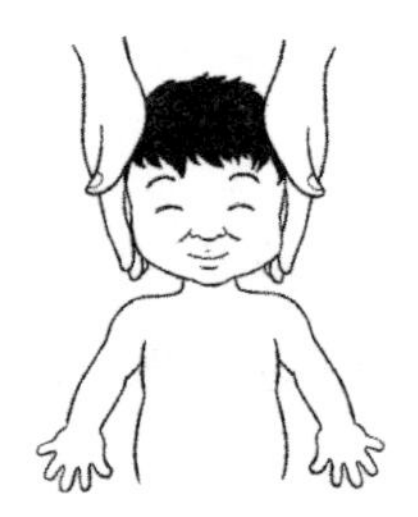
双手抚摸头部两侧

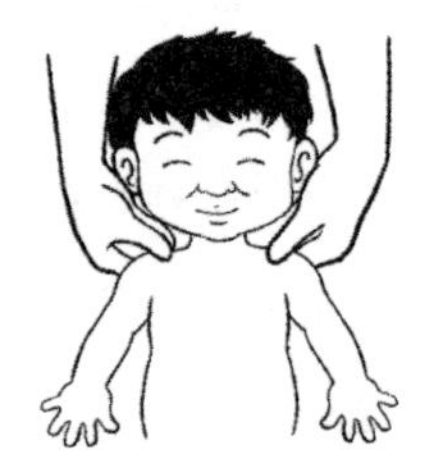
双手轻轻按摩肩部

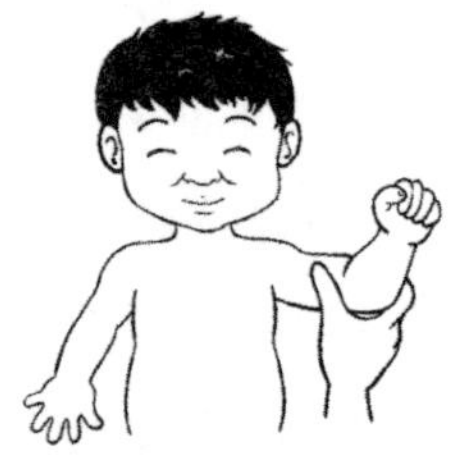
用示指和拇指轻轻按摩手臂

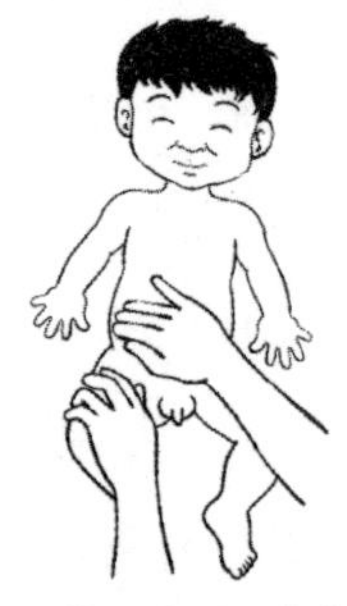
用掌心轻抚腹部

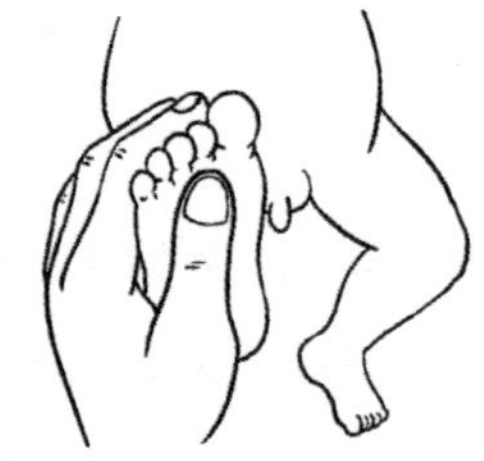
用手指轻轻按摩脚掌

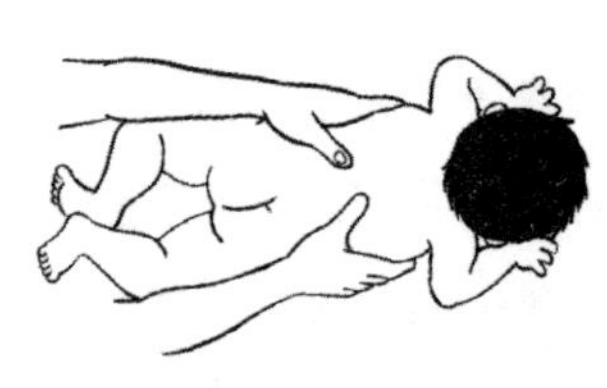
双手轻按腰部

第四是背部。如果孩子还太小，我不建议让他趴着，你可以让他坐着，或者干脆抱着孩子，把手放在他背上，从脖子开始往下，用指尖轻轻按摩脊柱两边的肌肉，然后重复一次。目的是舒缓孩子背部的肌肉。

第五是手部。让孩子的双手下垂，然后用一只手捏住他的小胳膊，从上臂开始轻轻挤捏，直到手腕，按摩一会儿。另一只手也用同样的方法做。完成以后，可以用你的双手夹着孩子的小胳膊，从上到下轻轻搓滚，并且可以轻轻去搓捏孩子的手腕和小手。如果你确认孩子的小手已经比较健壮，可以用自己的拇指，从他的手掌心按摩到手指，当然力度一定要轻，目的是让孩子反应更灵活。

最后一步是腿和脚。可以从宝宝的大腿开始，往膝部、小腿一直到脚踝轻轻挤捏，然后再按摩宝宝的脚踝和脚丫子。接下来跟按摩手部一样，可以双手夹住宝宝的腿，从上到下轻轻搓滚，还可以轻轻按摩每一根脚指头和脚掌。这一步的目的，主要是增强孩子的运动协调能力。

这虽然是一套完整的抚触操，但我们不必按顺序一个一个来，也不需要全都做完。有的孩子就是不喜欢别人碰他的脸，有的孩子特别喜欢别人抚摩他的肚子。所以，我们可以按宝宝的喜好来。整个过程以 15~20 分钟比较合适，大家可以根据孩子的反应，自己把握每一步骤的操作时间。每天可以进行二三次。

总而言之，我们要细心观察孩子的反应，得根据宝宝的需要随时调整。要是他感觉长时间一个姿势很难受，不要强迫他乖乖待着；如果他开始哭闹，要等他平静下来才能继续；要是孩子哭得很厉害，还是最好先停止。

小儿推拿，不花钱的保健法

推拿和按摩，其实指的是同一概念，只不过“按摩”是俗称，大家对这个术语更熟悉，而推拿是明代才出现，其实内涵更丰富。

我还是比较推崇小儿推拿的，因为它在治疗消化系统、呼吸系统等许多系统疾病时效果明显，我常常建议家长把推拿和食疗一起作为治疗的辅助手段，也可以作为日常保健手法发挥预防作用。但是请注意，对于病情较重的孩子，不建议把推拿作为唯一手段，还是应及时去医院就诊，以减少孩子的痛苦。

总体来说，按摩最适合日常保健，下面给大家举例说明一些可以经常使用的日常保健手法。

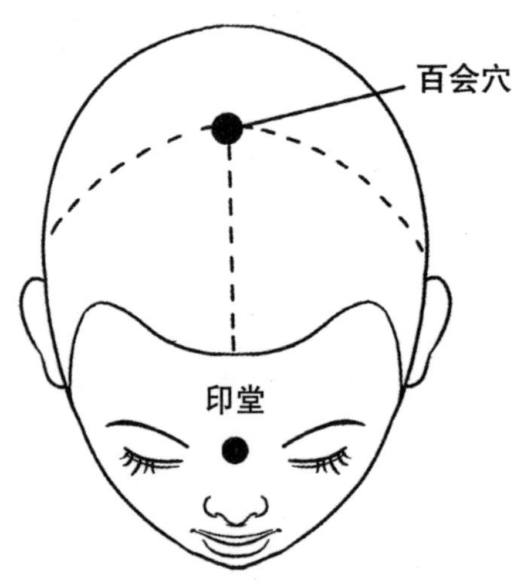

第一个是按压百会穴。百会穴在头顶正中心，大家可以试着把两只耳朵尖垂直往上连一条线，然后再从眉心向后画线，两条线的交叉点就是百会穴。每天可以按揉20~50次。这个百会穴，跟大脑关系密切，而且又是各经脉气会聚之处，能通达阴阳脉络，连贯周身经穴。按摩它可以振奋阳气、扶正祛邪，让头脑更清醒。

第二个是推三关。三关不是一

个点，而是一条线，它出自陈氏《小儿按摩经》，也称作大三关。这条线在前臂上。大家可以摸一下自己的前臂，能发现有两根骨头，靠近大拇指这边的是桡骨，靠近小拇指那边的是尺骨。三关位于靠近桡骨的这一边。从手腕横纹到肘部横纹处画一条直线，就是三关了。

如果从腕推至肘，称为推“上三关”；如果自肘推至腕，称为退“下三关”。古时候讲究男推上、女退下，但不管男女，都要推左手。我建议大家不管男孩女孩，都采用推上三关的方法。清朝有一本中医儿科专著叫《幼科铁镜》，里面说：“推上三关，代却麻黄肉桂。”意思是说，推上三关，就可以代替麻黄、肉桂这些中药了。每天做一次，每次 100~300 下，这样可以培补元气、发汗行气、温阳散寒、调理脾胃。

第三个是揉涌泉穴。涌泉穴是肾经经脉的第一穴，之所以叫涌泉，是说体内肾经的经水，像泉水一样由此外涌。而中医又认为肾主智力，肾气足的人，就会大脑灵活、反应灵敏、记忆力好。所以，按揉涌泉穴，有强肾、健脑、壮骨的功效。我们可以每天睡前用热水给孩子泡脚 15 分钟以后，再按揉涌泉穴 30~50 次。

当然，在这里我也不大可能穷尽小儿推拿的常用穴位，只能略举数例。大家感兴趣的话，可以去中医院，让有经验的大夫先了解孩子的体质和身体状况，然后再给出适合自己孩子的日常保健穴位。

另外，给孩子推拿的时候，具体的准备工作和时间选择，请参考“婴儿抚触”。不同的地方在于力道，按摩是需要用一些力度的，否则刺激太轻，效果不明显。但是也不能太重了，孩子的皮肤娇嫩，按摩的时候看到皮肤微微发红就可以了。如果孩子有皮肤病或皮肤上有伤口，就不要进行任何的保健手法了。

最后，推拿时应找准穴位，这样才有更好的效果。但是家长们基本上都不

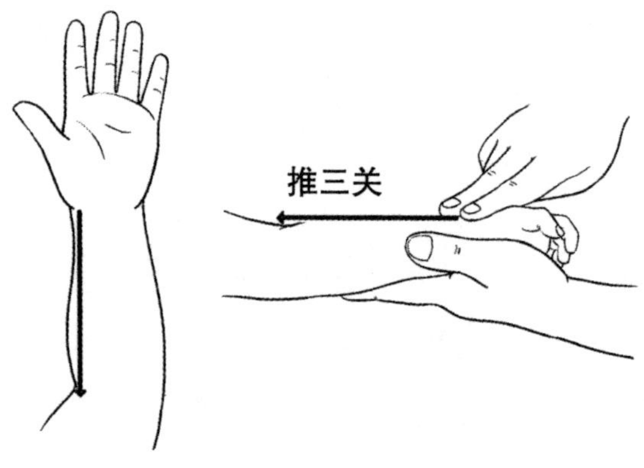

是专业人士，所以取准穴位。一般来说，按压到穴位的时候，大都有酸胀感，一般定位到穴位的大致位置以后，需要用手一点点试探，不断询问孩子的感觉，最终找到准确的位置。

温和灸，让孩子越来越健壮

大家应该都知道针灸，我在这里之所以没把针灸作为一种保健调理的手法，是因为一来怕孩子产生恐惧心理，所以如果有别的方法，我通常不大主张给孩子用针灸；二来针灸需要专业人士操作，绝对不建议没有任何经验的家长拿孩子当试验品。所以在这里只讲讲艾灸。

其实，艾灸属于针灸“灸”的那部分，将艾叶制成艾炷、艾条等，点燃以后熏烤人体的穴位。艾叶的药效和热量一起刺激穴位，能够通过激发经气的活动，从而调整经络脏腑的功能，达到治病保健的效果。

前面我们提过，艾叶是一味中药，它能够温经止血、散寒止痛，外用可以祛湿止痒、疏通经络。现代人体内湿气大，用艾叶泡脚有很好的效果。而艾灸效果会更明显，如果孩子肺虚，或者脾胃虚弱、肾气虚，都可以用艾灸调理。由于艾灸手法相对比较简单，容易操作，孩子也没有痛苦，所以还是比较适合作为居家保健手法的，下面我们就来讲讲该怎样艾灸。

一般来说，孩子做艾灸的最佳主穴位包括足三里、中脘、三阴交、大椎、肾俞和涌泉等。除外，可以根据孩子健康状况和调理需要来确定具体要艾灸哪些穴位。比如，是脾胃虚弱的孩子，可以灸中脘、脾俞、太白、公孙、天枢、神阙和关元等；如果想强身健体，可以灸身柱、天枢穴等；如果想健脑益智，可以灸身柱、大椎、膏肓、肾俞穴等；如果想补肺益气，可以灸风门、肺俞、身柱、大椎、膏肓穴等。

确定需要灸的穴位，接下来还要准备工具。建议大家去药房买艾条或者艾

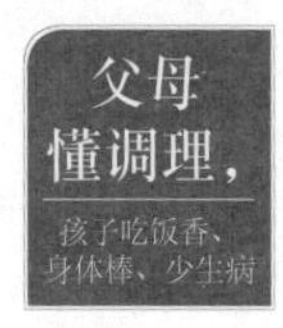

棒，然后找一个空气流通、清洁干燥、温度合适的房间，就可以开始了。

由于身柱穴对孩子意义重大，被誉为“小儿百病之灸点”，可治“头、项、颈、背、肩疼痛，癫痫，暴怒，以及小儿惊风”，所以我们以这个穴位为例。

身柱穴在我们背部，脊柱的正中线上，第 3 胸椎棘突下的凹陷中。找这个穴位的时候，可以先确定大椎穴，让孩子低下头，脖子那里最突出的棘突下凹陷处就是大椎穴，然后再往下数 3 个椎体就是第 3 胸椎棘突，它下方的凹陷处就是身柱穴。

找到穴位以后，我们可以把艾条或者艾棒点燃，点燃后把它放在穴位正上方，距离皮肤 3cm 左右的地方。由于婴幼儿皮肤对温热疼痛的敏感度比较差，所以我们一定要先将自己手臂内侧放在孩子施灸的部位，感知一下温度强弱，以免烫伤孩子。一般来说，如果皮肤稍微有红晕，孩子感觉温热也比较舒适的时候，可以让艾条稍微靠近皮肤一点点。如果红晕颜色加深，孩子皮肤有灼热

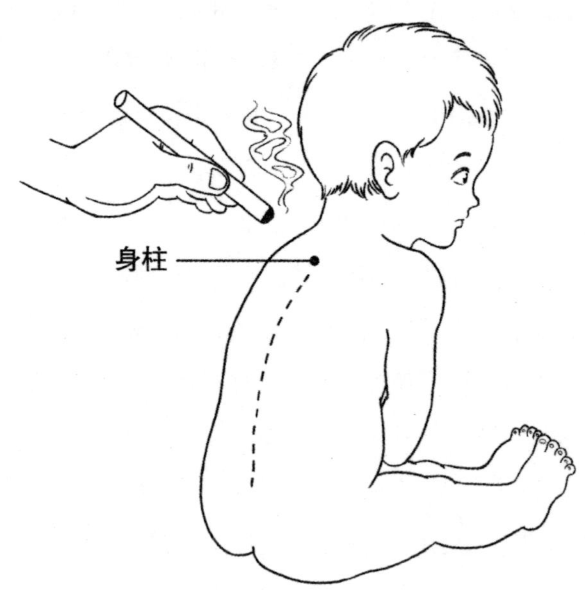

感，就可以让艾条稍微远离皮肤。

而且，由于年龄比较小的孩子爱动，可能不够配合，所以施灸时一定要格外小心，千万不要烫伤孩子。每次艾灸的时间不宜过长，10~15分钟就可以了。开始的时候，每隔一天灸1次。一个月后，就可以每周灸1次，或者每月灸1~2次。

我们刚才用的是艾条温和灸的手法，还有一种艾炷灸，分直接灸和间接灸两类。直接灸是要把艾炷直接放在孩子的皮肤上的，不管会不会留疤，一般我都不建议大家作为日常保健手段使用。而间接灸是比如你把鲜生姜切成直径2~3cm，厚0.2~0.3cm的薄片，用针在中间扎几个小孔，然后把姜片放在要灸的穴位上，再将点燃的艾炷放在姜片上施灸，这就是隔姜灸。如果用的是大蒜片，那是隔蒜灸。此外，还有隔盐灸、隔附子饼灸等，都各有不同的疗效。大家可以在咨询医生之后，选择适合自己孩子的方法。

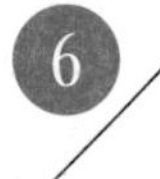

耳穴压贴，对特定疾病有疗效

跟捏脊、艾灸等保健手法相比，耳穴压贴可能对大家来说是特别陌生的。这也难怪，它是在耳针基础上发展起来的一种中医外治法，通常只是作为一种辅助调理手段，适用范围不够广。

不过，虽然大家对它不是很了解，但是它在治疗一些特定疾病方面还是有自己的独到之处。比如帮孩子长个子，以及治疗孩子遗尿、假性近视、晕车等，都可以用耳穴压贴。堪称是最天然、最廉价的治病防病手段了。

我国古代，民间就有按摩耳轮以补肾气，防止耳聋和耳鸣的做法。而且，大家应该也听说过，女人打耳洞可以防治眼病，这虽然不可信，但也并非无稽之谈。通过刺激耳朵来防病治病，的确有一定疗效。

中医认为，十二经络汇聚于耳，耳朵是人整体情况的一个缩影。我们身体的五脏六腑，都可以在耳朵上找到相应的反应区，或者敏感点。根据身体不同病症和调理需要，找到合适的穴位，然后贴上药粒去刺激它们，就能够疏通经络，起到调整脏腑的功能。

对于孩子来说，耳穴压贴对于下列疾病的调理效果比较明显：

对于支气管哮喘，可以取耳部的支气管、肺、肾上腺、前列腺、内分泌等穴，把药子贴在双耳上述穴位，每天压 4~6 次，每次每穴按压 1~2 分钟，可以宣肺平喘，缓解各型哮喘。

对于孩子腹痛，可以取耳穴腹点、腹痛点、脾俞点，贴在双耳上述部位，半小时按压 1 次，每次按压 5 分钟，可以理气止痛。

如果是小儿遗尿，可以在耳穴上取膀胱、肾、脾、胃、心、神门、脑点，把药子贴在某一侧耳朵的这些穴位处。每天按压 3 次，每次 5 分钟左右，睡前必须按压 1 次。每 6 天，两耳交替贴压 1 次。可以温补下元，缓解小儿遗尿。

如果是假性近视，眼穴治疗点在耳垂正中间，耳垂处的穴位，主要是对应颌、额、眼、舌、牙、面颊等脸部反射区的。

不过，大家可能自己不太好取穴，所以我建议大家一开始还是去针灸科找大夫帮忙，学会了以后再自己尝试。下面我们以假性近视为例，简单讲讲耳穴压贴是怎么做的。

选好穴位以后，要用医用棉签，蘸上浓度为 75% 乙醇局部消毒。接下来，把王不留行子，放在剪成约 6mm 见方的创可贴中间，然后把王不留行对准选好的穴位贴敷好。王不留行是一味中药，具有行血通经的功用，所以它的种子也有活血通经，消肿止痛的功效。中医认为把它贴在耳朵适当的穴位上并且加以按摩，能够充分发挥其作用，所以可以调理身体。而米粒、菜籽等，是没有这种功效的。不过，有时候也会用白芥子或者黄荆子，大家做一了解即可。

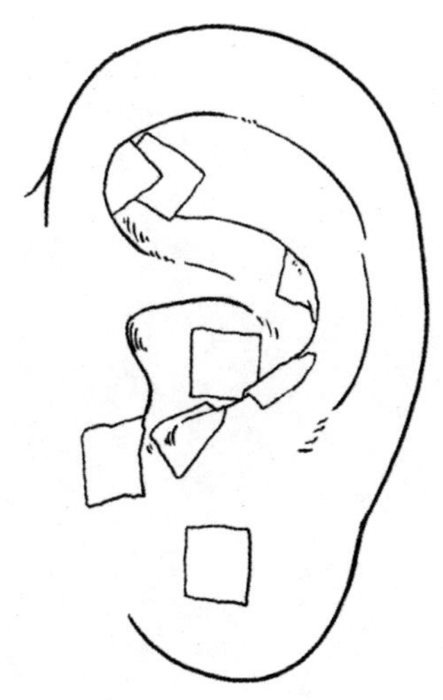

贴好以后，可不是就万事大吉了，我们要叮嘱孩子，每天主动用拇指、示指轻轻按压贴压的耳穴。一般每天早、中、晚各一次，每次 2 分钟。一开始，动作可以轻柔一些，以感觉到穴位酸、胀、疼为宜。然后手法可以由轻到重，慢慢加重力度，但是肯定还是要在孩子能耐受的范围之内。

具体贴哪些穴位，是要根据孩子的身体状况和保健需要决定的。比如，孩子比较胖，想给他调理脾胃，那在耳穴贴压的时候，就可以给他贴脾穴、胃穴。

穴位敷贴，补内治所不及

我说穴位敷贴，很多人可能觉得陌生。假如我说“三伏贴”，大家会不会恍然大悟？民间流行的贴“三伏贴”，就是穴位敷贴疗法的实际应用。

这种保健方法，就是在特定的穴位上敷贴药物，通过药物和穴位的双重作用来治疗疾病、调理身体，弥补药物内治的不足。一般来说都是没有不良反应的，比较安全简便。对于稚弱的小孩子来说，是相当不错的外治方法。

用中药在穴位上敷贴，由来已久了。我父母那辈人，大都有一些中草药知识。他们小时候在乡间，身上受了外伤，就会找一些草药揉碎了敷在伤口上，止血止痛的效果相当好。古人也是这样做的，这也正是中药敷贴的起源。时至今日，敷贴的手段有了比较大的进步。人们发现，它可不是只能治疗皮肤病，而是适应范围相当广泛。它不但可以治疗体表的病证，还可以治疗内脏的病证；既可治疗一些慢性病，又可治疗一些急性病证。从感冒、咳嗽、哮喘到胃痛、积食、便秘、呕吐，再到头痛、牙痛、口疮、夜啼等，穴位敷贴都能“一展身手”。

一般来说，敷贴的药物可以是糊剂、膏剂，也可以是捣烂的鲜品。具体操作方法都是先选取并且定准穴位，然后用温水或者用 75% 乙醇给局部清洗消毒。接下来就是把需要敷用的药物贴在穴位上，然后很好地固定即可。对于一些寒性病证，还可以在敷药后，在药上面热敷或者艾灸，让疗效更显著。

穴位敷贴的操作是比较简单的，但我并不建议大家在家自己敷贴。因为有一些带有刺激性的药物，可能会引起局部皮肤发泡化脓，古代叫作“天灸”或

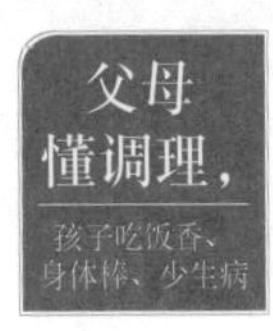

“自灸”，现代称它是“发泡疗法”。这是一种比较正常的现象，但是我们没必要让孩子受皮肉之苦。假如有更好的方法，为什么不用呢?

不过，如果不是刺激性很强、毒性大的药物，穴位敷贴还是非常安全的，而且不用吃药打针，也不痛，更容易被孩子接受。另外，孩子的皮肤娇嫩，角质层比成人薄，药物很容易穿过表皮达到真皮层，这样很快吸收入血，所以见效会比较快。

尤其值得一提的是，穴位敷贴的保健作用非常好，它可以扶正固本，提高身体的免疫力，起到未病先治的效果，所以预防意义十分重要。

就拿大家都比较熟悉的“三伏贴”来说吧。每到三伏天，总是会有很多家长带孩子去医院贴“三伏贴”，目的是温阳散寒，扶助正气，以便调理好身体，让孩子健康成长。那么，大家知道为什么孩子贴“三伏贴”这么受推崇吗?

一方面，刚才我讲过了，孩子的皮肤薄、脏气清灵，所以用穴位敷贴，本身疗效就比成年人好；另一方面，三伏天的时候，是一年中我们身体毛孔开放程度最高的时节，这时候敷贴，药物最容易渗入皮肤刺激，所以保健效果特别好。对于预防一些秋冬季节的常见病也有显见的疗效。比如小儿体虚感冒、反复呼吸道感染、慢性咳嗽、支气管哮喘、迁延性肺炎、变应性鼻炎、慢性鼻窦炎、慢性咽喉炎等，贴“三伏贴”的效果都很好。

根据中医“春夏养阳”和“冬病夏治”的原则，夏季给孩子穴位敷贴，能起到振奋体内阳气，调整阴阳平衡的作用，从而起到防治冬季高发病的作用，尤其是呼吸系统疾病，效果更是明显。

因此，如果你家孩子已经超过 2 岁，就可以放心带他去医院敷贴了，连续敷贴 3 年是一个疗程。每一次具体的敷贴时间，还是要根据孩子的年龄和皮肤反应而定。一般来说，2~6 岁的宝宝，贴药时间是 2~4 小时，并不是越长越好的。

但是，如果孩子感冒、发烧、便秘、长口疮、舌苔黄等“实热”的表现，是不适合贴的。因为“三伏贴”本身所用的药物是温热性质的，而且，对胶布可能过敏的孩子，也得注意让医生用防过敏胶布。

当然，除了“三伏”和“三九”集中贴敷以外，我们还能充分利用穴位贴敷防病治病的长处和优势，有针对性地给孩子进行日常保健。但是，不建议大家自己购买成药给孩子贴敷，市面上的成药贴敷大都是针对成年人的，孩子的皮肤可能耐受不了。

拔罐要保证安全，选对适应证

和推拿一样，拔罐也是我们今天还在使用的一种中医外治方法。因为操作方便，适应证广泛，除了医院，保健保健店也有这一项目。还有很多家庭也会自己购买拔罐的工具，在家进行调理。那么，到底能不能给孩子拔罐。

其实，可以拔火罐的年龄不能一概而论，这要根据身高、肌肉厚度等因素进行综合判断。如果你家孩子已经满 12 岁，一般就可以考虑酌情拔罐了。如果未满 12 岁，也不是说不能拔，只是你最好遵医嘱。

一般来说，对于大一些的孩子，拔罐是有好处的。现代人常常体内湿气重，孩子也不例外。通过拔火罐，我们可以让身体里的湿气、寒气等，通过皮肤组织渗透出来，从而排除邪气，让人精神百倍。尤其是平时体质比较差的孩子，通过拔火罐也可以让内部器官得到相应的调理，让气血畅通，健脾和胃，强身健体。

对于适应症来说，拔火罐更是一种有效的物理疗法。在儿科疾病中，孩子伤风感冒、咳嗽、哮喘、肺炎、支气管炎等呼吸系统的疾病；消化不良、腹胀、腹痛、积滞、厌食、呕吐、疳积、便秘、腹泻等消化系统的疾病，以及小儿夜啼、遗尿、百日咳、腮腺炎等常见病、多发病，都是拔火罐的适应症。

就拿孩子常见的着凉和腹泻来说吧，这里我给大家讲一下拔罐方法：

如果孩子着凉了，可以在背部、脊柱两侧旁开两横指处处，也就是脊椎两侧 1.5 寸的位置，从上到下，顺着脊椎方向拔罐。因为一来背部肌肉比较多，安全性比较强；二来脊椎两侧有很多穴位和经络，刺激它们可以有比较好的祛风、散寒功效。

如果孩子腹泻，可以沿着肚脐上下拔，或者沿着脊柱从上往下走，直到臀部，效果都不错。一般来说，我还是更建议在背部拔。

其他疾病具体的拔罐方法，这里我不一一列举了，大家第一次给孩子拔罐的时候，建议还是去中医科、针灸科或理疗科求助医生，等大家学会了，就可以自己在家做。

如果是家庭日常保健拔罐，首先得准备火罐。大家自己可以买到的拔火罐，通常有点火和真空两种罐形，价格也不贵，几十块钱就可以买到。理论上来说，点火型更符合医理也更贴近传统，真空型方便安全但效果略差。所以，如果大家不能保证可以熟练操作点火型火罐，还是选择真空罐吧。

但是，由于拔罐很容易产生淤血，孩子的皮肤又比较娇嫩，所以安全问题一定要引起重视。这里关于家庭拔罐，我强调三点，一是拔罐的时间，三是颜色效果，二是注意事项。

一般人拔火罐时间不要超过 10 分钟，孩子应该减半。千万不要因为颜色不深而延长时间，甚至在同一部位反复拔罐，这都是非常错误的做法。因为在同一个位置反复拔，会造成皮肤红肿、破损等。不管是大人孩子，都不能这么做。

关于拔罐之后的颜色，这里要跟大家澄清一个很多人都有的误会，很多人觉得，刮痧也好，拔罐也好，都是颜色越深病情越严重，或者觉得颜色越深治疗越成功。其实不是这样的，拔罐以后皮肤之所以发红发紫，主要是因为毛细血管破裂，一开始可能是发红，出血时间长了，就会发紫。到底呈现什么颜色，这跟个人体质有关，不能一概而论。

关于注意事项，我想要提醒大家的是，拔完罐以后，一定不能马上洗澡。

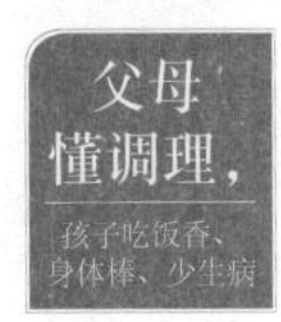

因为这时候，皮肤处于一种非常脆弱的状态。这时候洗澡，皮肤受到刺激很容易出现破裂、发炎。如果是洗冷水澡，会让孩子非常容易着凉。如果是自己在家拔，还要尽量避开风，别让空调、电风扇、对流风吹到拔罐的位置。而且，皮肤有疮疖、溃疡、瘢痕或者皮肤过敏的孩子，一概不能拔罐。

放血疗法不可怕，但千万不能乱用

近些年来，中医放血疗法但凡引起人们关注，大都因为负面新闻。比如，汝州 11 岁的小男孩扁桃体发炎，黑诊所大夫“割喉”不小心割到了动脉，孩子不到 3 分钟就去世了。只希望这种悲剧再也不要重演，但是，老实说，要把这件事怪罪到放血疗法甚至中医头上，也是不公平的，因为“割喉”那样的操作，根本不是放血疗法。

偶尔也有一些正面消息，比如有孩子在火车上发烧，有医生通过给孩子耳尖部放血帮孩子退烧，也总是引起大规模讨论和争议。那么，到底放血疗法是怎么一回事？科学发展到今天，我们还需要它吗？

大家质疑放血疗法也很正常，又不是做手术，要是真拿把刀往人身上划，那场面是够惊悚的。但其实，中医放血用的是专门的三棱针，放血的部位，一般也都是在手指、耳尖，或者是背部、手部，出血量很少，更不会血流如注。

放血疗法的原理，是通过用针刺来刺激体表的穴位，调血理气，让经络通达，让脏腑气血调和，还能激发人体的自愈能力。中医一般用它来治疗一些瘀证和寒证以及高热类疾病，比如感冒发烧、咽喉痛、头痛、眼痛、湿疹等疾病，效果还是相当不错的。

古代医书中有很多这样的案例。比如三国时候的枭雄曹操，患了“头风”，痛得厉害。名医华佗在他头部针刺放血后，马上就止痛了，收效堪称神速。再比如，武则天的夫君李治，也曾是放血疗法的对象。

我说这些的意思是想让大家明白放血疗法并不是特别可怕的治疗方法。但

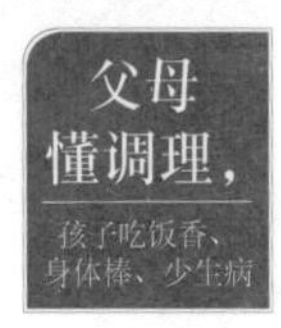

是，我不建议大家自己在家操作或是随意去小诊所和没有资质的保健场所进行放血。

如今，在一般正规中医院的针灸科才肯给人进行放血治疗，别的科室根本不会给你做。而且，不管什么时候，看到有人想要用刀进行放血疗法，我们得知道，那是万万不可的，那根本不是真正的放血疗法，一定要阻止。我还见到过这样的事情：有一位家长看到孩子高烧昏厥，想起了以前听说过可以放血治疗，可是他不清楚具体该怎样操作，就拿缝衣针在孩子的右脚拇指上开始刺，血珠冒出来了，可是孩子依然昏迷。这位父亲呢，就拿刀在孩子的脚踝上割了一道口子，结果孩子血流不止，失血过多，经过紧急抢救才保住性命。

这样的事情，家长们千万不要再做了。我们讲的任何保健手法，都是为了平时调理，或者起到辅助治疗的作用。万一手法错了，也至少可以保证没有不良反应。放血疗法这种保健手段，不是大家可以随意尝试的。而且，任何时候，如果孩子病情比较紧急，都一定要马上送医院。

10 孩子能否灌肠和雾化

关于灌肠这种治疗手法，我曾经跟同行讨论过，我们俩的意见比较一致：灌肠应该是被迫采取的最后通便手段，只有用各种方法都没有效果的严重便秘患者才能使用，绝对不建议作为日常通便手法给孩子使用。

按说，灌肠的目的是清除体内的宿便，排除积累在体内的毒素。而且由于是直肠给药，药物经过肠道黏膜吸收后，直接进入了下腔静脉，比口服药物吸收更快，基本上没什么不良反应。假如是口服药物实在困难的孩子，不是不能用这种方法的。但是我听说在一些乡镇小诊所，有些医生特别喜欢用灌肠给孩子通便，甚至治疗感冒。对医生来说，这样收费高而且见效快。而家长认为，这种方法让孩子免除了打针吃药的痛苦，也乐意接受。这样一来，可能就比较麻烦了，灌肠不是一种常规治疗手段，假如长期使用，不良反应可能就比较明显了。

比如，灌肠严格来说是一种治标的方法，它虽然能够一时缓解严重的便秘，但会让原本就已经比较脆弱的肠道正常菌群遭到破坏。尤其是用药和手法不够正规的灌肠，更有可能对肠道造成机械损伤。所以，除了必须使用灌肠之外的情况以外，不建议大家使用。

但雾化不一样。目前在临床上，雾化治疗的应用相当普遍。对于有呼吸道疾病，而且不方便服药的孩子来说，它是非常好的治疗保健手段。雾化的原理主要是把药物通过喷射器变成细微的雾状颗粒，这样，药物就会随着我们的自然呼吸，直接被吸入呼吸道。用它来治疗各种呼吸道炎症、痰多、咳喘等症状，

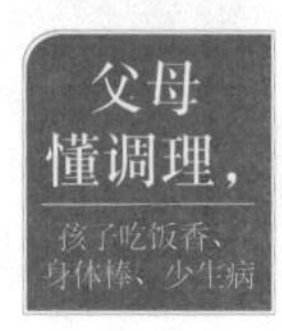

孩子会更容易接受，而且由于是针对呼吸道的局部用药，不良反应也会比较少，所以还是比较值得推荐。

但是需要提醒大家的是，雾化也不是想做就能做的，对于较为严重的呼吸道疾病，雾化的治疗效果相当不错，但假如孩子只是轻微的炎症，就不是太有必要。不管怎么说，雾化毕竟也是在用药。还有一点就是，很多家长为了避免交叉感染，当然也是为了方便，会购买雾化机在家给孩子做雾化。关于这件事，我想要多说两句。虽然雾化的操作比较方便，我们不是不能在家给孩子做，但关键是一定要掌握科学方法。不同的疾病所用药物，对雾化机本身也有要求，比如支气管炎、哮喘的孩子，更适合用压缩空气雾化机；而咽炎、扁桃体炎等的孩子，可以用超声雾化机。关于雾化所用的药物，更是应该遵医嘱。

比如，我有一位小患者楠楠，他从小就有比较严重的哮喘，而且发病比较频繁。楠楠妈妈看到我给孩子做雾化效果挺好，就自己在网上也买了一台，想着这样既省钱又省力，以后就不用三天两头往医院跑了。结果一段时间以后，她又带着孩子来医院了，问我为什么自己给孩子做雾化就不管用。我问完情况之后告诉她，她的雾化机买得不对。孩子是哮喘，并不适合那种超声雾化器。而且，我每次都会根据孩子身体实际状况用药，而楠楠妈妈并不具备这种专业素养。

所以，总体来说，灌肠和雾化分别是消化系统、呼吸系统疾病的备选治疗手段。但前者我并不推荐，后者也不鼓励大家经常使用。而且不管用哪种，还是建议大家去正规医院请医生帮忙进行。

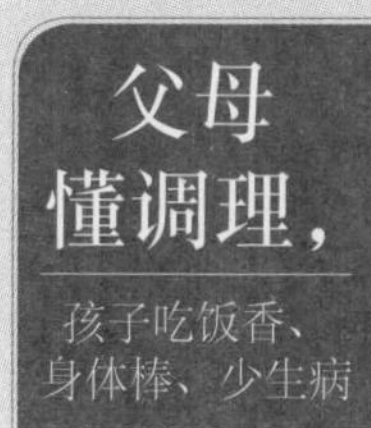

第六章 心理调理

孩子的身心要兼顾

孩子跟成人一样都有七情六欲，《养性延命录》中说：“喜怒无常，过之为害。”《三因极一病证方论》将喜、怒、忧、思、悲、恐、惊列为致病内因。所以，孩子的某些疾病可能就是由过强的情志刺激而引起的。要想把孩子的身体调理好，我们还得重视心理保健，调神摄生，才能真正做到身心健康。

1 独生子女身心问题要关注

近些年，关于独生子女的讨论实在不算少了，这一独特的群体面临着不少问题。这里我没打算谈论社会学问题，只是想提醒大家，独生子女的身心健康，是需要格外关注的。

曾几何时，只要一提起独生子女，大家的第一反应就是“以自我为中心”，这样简单粗暴下结论肯定是不妥当的。但是，我们也不得不承认，由于很多家长未能在孩子童年时期意识到这些问题，导致很多独生子女跟非独生子女相比，存在不少心理问题。

比如，由于父母一切包办、过度保护，导致他们胆小、害怕困难，遇到挫折就爱哭；由于父母望子成龙心切，给孩子太多刺激和压力，导致孩子情感脆弱、喜怒无常、呈现出神经质的性格；由于从小跟其他孩子来往少，导致他们性格孤僻；由于整天与大人打交道，缺乏与兄弟姐妹等同级心理活动的交往，出现心理早熟的特点；由于家长的溺爱，忽视孩子吃苦能力的培养，使得孩子身心都较为软弱娇气。当然，还有因为全家都围着自己转，使得孩子表现出大家常说的“自私、以自我为中心”。大家如果家里有独生子女，可以对照一下，看看自己孩子身上是不是有这些特点。

这些特点里，有的未必是缺点，比如早熟，但是它也算不上是优点。孩子在什么年龄，就该有什么年龄的特质，这才是最自然健康的状态。

如果说独生子女的心理问题并不新鲜，那么由此导致的健康问题，可能关注得就不够了。很多家长可能没有意识到，我们全心全意的爱和关注，不遗余力地提供优裕的物质条件，却给孩子的成长带来了一些隐患。

首先，就是挑食、偏食引起的营养不良。由于独生子女受到了更多关注、照顾和保护，他们可供选择的食物本应是极丰富的，不应该出现营养不良的现象。然而，这些食物中，有很大一部分是各种不够健康的零食。再加上孩子任性，想吃什么就吃个没完，不想吃就一口不吃，就很容易营养不良，影响生长发育。

其次，是营养过度。严格来说，营养过度也是一种营养不良的状态，这意味着膳食结构不合理，营养不均衡。营养过度导致的结果是，肥胖和超体重儿童的数量明显增加。可能很多家长都希望孩子能胖一点，觉得只有这样自己才不算失职，其实完全不是这么回事。肥胖带给孩子的，不仅是臃肿不便的体形、被人嘲笑的心理负担，还有健康方面的隐患。青少年肥胖发生越早，持续时间越长，成年以后出现代谢综合征的可能性越大。什么是代谢综合征呢？也就是集多种代谢紊乱于一身，包括高血糖、高血压、高血脂、高尿酸以及糖尿病等。我们所谓的“富贵病”都在其中。

还有一个很严重的问题，那就是孩子的身体素质和运动能力在持续下降。大家经常可以看到报道，运动会上因为长跑导致眩晕、呕吐、气虚、低血糖的孩子绝不是少数。以北京为例，2012 年，北京高中生的体检合格率仅为一成。

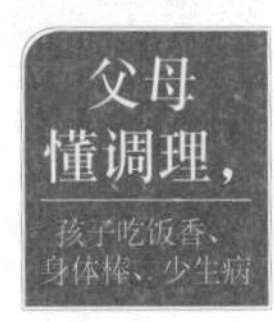

这是个什么概念？从 1985 年开始的全国青少年体质健康调查告诉我们，二十多年来，青少年的体质一直处于持续下降状态。这个结果，可能很多家长都想不到吧？

到底是什么原因导致生活条件越来越好，孩子体质却越来越差呢？问题的根源还是在营养、膳食、环境、生活方式等多方面。大家真的应尽早改变这一现象了。

另外，近视眼的低龄化和重度化、性早熟等，都是刻不容缓的，这都跟孩子的日常生活习惯、心理压力以及饮食有密不可分的关系。为了解决这些问题，大家必须首先意识到它们的存在，此后才能对症下药，让唯一的孩子身心都能健康发展。

2 家庭氛围不好，孩子也能患病

一般来说，对于饮食、运动、生活习惯等原因引起的疾病，只要找到根源，都还是比较好调理的，所以我通常都不太担心。但是，因为情绪引起的疾病，那是最头痛的。我们看到的病症，极有可能只是孩子所受负面影响的一部分。比如家庭氛围不好，孩子由此引起的情绪障碍会造成许多疾病的发生，而家长又很少因为医生的一句话，就从怨侣变成恩爱夫妻，就从愁眉苦脸变得淡定从容。所以在这种情况下，孩子的病情可能很难得到改善。

我只是想提醒所有父母：一个在充满爱和欢笑的环境中长大的孩子，他对于这个世界是宽容和悲悯的，他的心是柔软明亮的，能够吸引所有那些积极、正面、向上的能量。而一个在充满抱怨、哀叹、争吵、谩骂甚至殴打的环境中长大的孩子，不管是身体还是心理，都必须付出极大的努力才能抗拒那些负能量，很少有孩子能做到，于是他们的身心健康都很让人担忧。所以，如果你们爱孩子就尽量营造一个和睦融洽的家庭环境，尽量给孩子提供良好的家庭氛围。

临床上，我见过太多父母的坏情绪让孩子消化系统出问题的例子了。大家可以自己想想，假如现在上司突然告诉你，明天让你在众目睽睽之下做一场讲演，它的效果直接决定你的升迁。你会有压力吧？会不会胃发紧、肚子也不舒服？孩子也是一样的，当他感受到坏情绪和压力的时候，脆弱的肠胃受到的影响更明显。

还有的孩子，一到快该考试了就感冒，一到考试就想上厕所，这些情形，老师们都不陌生。这说明了什么呢？说明脾胃和情绪是密切相关的。所以有人

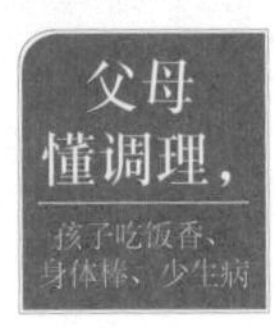

说肠道是人的第二大脑，这可不是无稽之谈。身为家长，你也会因为生活压力大时而愁眉不展吧？你是不是经常在孩子面前表现出焦虑的心态？别认为孩子什么都不懂，他们对情绪的感知远你比想象的要敏感。反倒是很多家长，太过粗心大意，没有注意到孩子的异常反应。

除了消化系统方面的疾病，孩子还常常因为家庭氛围不好而出现一种“怪病”，那就是抽动症。中医认为，抽动是肝风内动的表现，跟情绪失常相关。

我见过最严重的抽动症患者是一个 9 岁的男孩，他的妈妈第一次经人介绍找到我时，是为了给他治疗莫名其妙的高烧。毫不夸张地说，小男孩面目狰狞，每隔十几二十秒就抽动一下，不仅抽动，同时还发出怪叫，把外面候诊的很多孩子都吓哭了。我甚至都没法给他把脉，因为他根本控制不了自己，安静不下来。

我问男孩的妈妈他最喜欢什么，妈妈想了想，说他经常一个人“你拍一我拍一”，应该喜欢那个吧。于是，我让妈妈跟他玩，结果，小男孩安静下来了。儿歌唱完了，妈妈不跟他拍手了，他又开始抽动。显然，这是情绪方面的病，那首儿歌就是孩子心灵的“避风港”。

后来我了解到，这本来是挺幸福的一家，后来因为婆媳矛盾、老公外遇，夫妻两个离婚了，妈妈带着孩子，认为他是自己唯一的希望，对他要求特别严格，还不由自主地把气都撒在他身上。结果，本来学习很好的孩子，慢慢变得不爱说话，躲着她，后来就发展到这种地步，已经休学在家了。带孩子去看医生，西医为了让他睡觉，给他吃治疗精神疾病的药。带孩子知道不该这样，可是自己也没办法。

虽然这位妈妈为了孩子心力交瘁，但不客气地说，孩子的病她要负极大的责任。她必须先调整自己，让自己意志坚强、心态乐观，然后才能慢慢给孩子调理。

在医院的科室里，这样的事每天都在上演，我真的希望能够少一些再少一些。家长有时压根意识不到家里的氛围以及自己的行为能对孩子产生多大的影响。但作为医生，我们非常清楚。所以，性格暴躁的家长、夫妻关系差的家长、家庭氛围冷淡的家长，你们都该反省一下自己的所作所为对孩子的影响。最好的家庭氛围，应该是和谐民主的。家庭成员之间彼此尊重、相互体贴关爱。即便是有了矛盾，也能心平气和地协商解决。这种家庭的孩子，承受挫折和抗压能力也会更强，不管是身体还是心理都会更健康。

强势家长，给了孩子太多压力

和溺爱孩子的家长相反，有一类家长在教育孩子方面采用的是“从严从重”的原则，他们为了避免孩子恃宠而骄，很少在孩子面前表露太多爱意，而是态度生硬、严苛，说一不二。孩子要想从他们那里得到表扬，那得等到太阳打西边出来。

而另外一类强势的父母，则是自己本身事业比较成功，但工作也带给他们巨大的压力和责任，于是他们对待孩子也跟对待下属似的，往往用简单粗暴的方式或者高压政策。他们希望一顿责骂之后，孩子就会有飞跃式的提高。可能吗？

在这些强势的家长心里，自己所作所为都是为了孩子好，根本不允许他们有反对意见。他们总是希望孩子按照自己设定的规矩做事，希望孩子按照他们设计的人生去走。可是，结果呢？结果我不会知道，我只知道，我的不少小患者为此深受其害。

有一个叫靖靖的小朋友住得离医院不远，三天两头感冒发烧。后来有一天，妈妈又带他来医院时，跟我说孩子体质太差，请我帮他调理一下。我跟孩子深入聊了聊。最后我给孩子诊断的结果是，孩子身体其实挺健康的，之所以免疫力这么差，是受到慢性压力的影响。我跟小朋友聊过天，童言无忌，他直接告诉我，自己特别不喜欢学奥数，可是妈妈一听他说不想去，就骂他，他觉得很难过。

很多家长都对孩子的情绪不以为然，觉得自己为他们操碎了心，他们有什么好抱怨的？可是，在强势父母长期的慢性压力下，孩子很容易生病，一个典型表现就是更容易发烧。长期的慢性压力，会削弱一种叫“自然杀伤细胞”的免疫系统细胞的功能。但是最近国外的研究发现，在孩子身上却是相反的，压力越大的孩子，“自然杀伤细胞”的功能越强，于是，孩子特别容易发烧、过敏。并且由于免疫系统没有处于平衡状态，会引发一系列疾病。

所以，假如你家孩子跟靖靖一样，有免疫力差的症状，你最好也反省一下，自己的家庭教育是否给孩子带来了难以承受的压力。

作为孩子的第一任老师以及安全感最根本的来源，家长的一言一行都是孩子身心健康的重要影响因素。所以，不管你在外面多强势，多怕孩子被自己娇惯坏，都要试着改变冰冷强硬的形象，别对孩子发号施令，而是试着表露出自己的情感，让亲子关系更加和谐，同时，也会让你的孩子更有主见。

大家千万不要再认为孩子不懂事了，在孩子 12 岁之前，他们格外重视外界环境的反馈，假如外界重视他、鼓励他、支持他、关爱他，就容易让孩子内心对自己产生积极的自我评价和自我期望。相反地，如果在一个经常被打击、被批评、被责骂的紧张环境中，孩子心理长期承受各种各样的压力，如果不能及时调整心态，不能释放蓄积已久的矛盾和压力，就很容易出现或轻或重的心理问题。如果没被及早发现，心理问题还会转化为生理上的疾病。到那时候，真的就太晚了。

孩子爱生病不听话，妈妈可能爱唠叨

可能要到我这个年纪，才会知道父母的唠叨是很幸福的事情，才能体会到唠叨背后的那些感情。但是对于孩子甚至青年人来说，父母的唠叨，往往不能增进感情，反倒会影响亲子关系，甚至影响到孩子的身体健康。

先来给大家讲个故事吧。我们医院曾送来过一个小患者薇薇，小姑娘 8 岁，读小学 2 年级。由于最近上课的时候老发高烧，老师家访，让父母多关注一下。妈妈特别委屈也特别不解地说："从她出生我一天也没亏待过她，认真准备营养食谱，运动什么的也没落下。为什么她身体就这么不好呢？"

我单独跟小姑娘聊了聊，了解了一下情况。小姑娘家里条件还不错，是独生女，父母在她身上寄予了极大的期望。妈妈没有上班，专门在家里照顾她。从小到大，从奥数到音乐、舞蹈、围棋、绘画，各种兴趣班，她一个也没落下。妈妈经常会跟她说一句话："妈妈为你牺牲了自己的事业，你一定要争气啊。"如果考试成绩不好，或者没有拿到名次，妈妈的反应永远是："表现这么差，还好意思玩？"

日常生活里，也是各种唠叨。从看电视、跟哪些小伙伴玩，到上学出门、放学回家、穿衣、吃饭等各个"领域"，几乎无所不包，那真是"关怀备至"。就拿学习方面来说，小姑娘从学校回到家，马上会催她写作业。看她坐下，又唠叨坐姿不端正。等薇薇写完作业，只要检查出错，就唠叨她写作业不认真；没检查出毛病，就唠叨她一定要记得复习明天的功课。日复一日，用薇薇的话说就是："每天都是那样，我早就知道了，可是她天天说，现在一听她说话我就头疼……”

这种头疼，一开始可能只是心理上的抗拒，时间久了就变成真的了，心理感受转化为生理上的疼痛。而且，孩子的免疫力也受到了影响，所以才经常感冒、发烧、咳嗽。

薇薇还跟我说：“我知道妈妈很爱我，我生病的时候，她温暖的问候让我很开心。可是我病好了，她又开始了无休止的叮嘱，让我真的很烦。我这样是不是很不应该啊？”这是个很懂事的小姑娘，可是也是个忧郁的小姑娘，这种忧郁，对身体健康和病情恢复都没有好处。

后来我跟孩子妈妈说：“这孩子老生病，很可能跟你老唠叨她有关。”孩子妈妈难以置信，我大致跟她解释了一下，假如父母对孩子的期望值过高，会导致孩子精神压力过大，前面我们讲过，会让孩子的免疫功能受到影响，更容易发烧或者感染其他疾病。而且，精神压力太大，时间长了，还可能导致孩子大脑里负责记忆和控制情绪的海马体萎缩，这会对大脑发育造成极大损伤。也就是说，你望子成龙的唠叨，会让孩子的心理、身体、智力都受到负面影响。

当然，能对孩子产生那么严重影响的唠叨，毕竟还是少数。可是，请大家一定记得，任何时候，任何关爱，都是有度的。你太唠叨，是肯定不利于孩子身心健康成长的。不仅容易引发亲子矛盾，还容易让他有心理惰性、叛逆情绪，甚至产生习惯性的模糊听觉，只为了把你的声音排除在外。当孩子对你的声音构筑起了“防火墙”，你真正的“金玉良言”也就完全没有效果了，这可真是适得其反，是一定要努力避免的。

呕吐和尿频，可能压力过大

由于一直都相信“身病”和“心病”密不可分，所以我也没少跟精神科的医生交流。他们说，我国每年有将近6000万的成年人患有不同程度的焦虑症，但是由于这些焦虑常常表现为一些躯体症状，比如尿频、呕吐，大家很难把它们跟精神方面联系起来，以至于绝大多数的焦虑症患者都不了解自己的情况。

当然，我并不是说孩子出现不明原因的呕吐、尿频都是焦虑症，只是想告诉大家，有时候，身体上的症状，需要从精神上找原因，并且也要让孩子知道这些常识。比如，有的孩子中考、高考之前由于过度紧张、压力太大，会出现尿频症状。然而，他们中的大部分人都不愿意告诉家长，又对这一现象感到羞耻和焦虑，使得精神压力更大，情况更加糟糕。

尿频可能是出于焦虑，呕吐也一样。我见过一女孩的病历，足足有10cm厚。她就是因为父母给的压力太大，抗拒心理非常严重，导致自主神经功能紊乱。

原来，女孩的妈妈一心想让她完成自己年轻时的梦想，成为一名舞蹈家。可是女孩天生资质并不好，在舞蹈班上感觉压力非常大，但是妈妈一听她不想学了就勃然大怒，说已经在她身上投资了那么多钱，花了那么多心血。就这样，女孩迫于妈妈的压力，不情不愿地一直学习着舞蹈，时不时跟妈妈争吵。在一次大吵之后，女孩开始呕吐、失眠、情绪暴躁。等到父母觉得不对劲的时候，女孩病情已经相当严重了，从偶尔呕吐，变成了天天呕吐，再到后来的一天能呕吐上 10 多次。不管吃不吃东西都吐，这下全家都急了，这样下去女孩的身体得毁了。他们辗转了很多医院，积累起了厚厚一沓病历，最后的诊断是精神压力引起的自主神经功能紊乱。

什么是自主神经功能紊乱呢？就是因为长期的精神紧张、心理压力过大，以及生气或者精神受刺激等原因，导致内脏功能失调，表现出来的一系列症状。你去做检查，不管是心电图还是胃镜什么的，都检查不出问题来，也就是说，身体脏器没有出现器质性病变。可是，身体却又表现出头痛、呕吐、便秘、胸闷、烦躁等种种病症，就像那个女孩一样。

当然，这个女孩的情况较为极端，临床上我见到的还是以偶尔呕吐的孩子居多，通常是在重大考试前夕。显而易见，这些都是因为精神压力过大引起的。对于这些孩子，“心病还要心药医”，及时对他们进行心理疏导是非常重要的。尤其是性格内向与脾气比较暴躁的孩子，是自主神经失调的高发人群。对于这些孩子，除了关注他们的身体健康，我们一定还要注意进行心理保健。

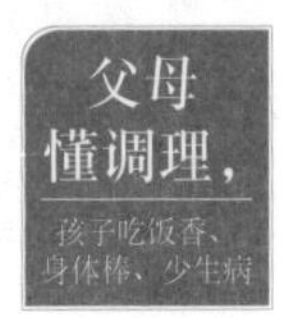

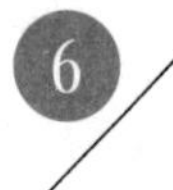

孩子心神怯弱，不可受到惊吓

恐吓孩子这种事，估计很少有家长没干过。什么“再哭就把你的嘴缝起来”“再闹妖怪就把你抓走”“再不听话妈妈不要你了”……这种吓唬孩子的话，在大人看来，纯粹是吓唬而已，他们根本意识不到，对于认识能力还不够强的孩子来说这是多么让人恐惧的事情。

有的孩子因为父亲责骂时狰狞的面部表情受到惊吓，从此每天晚上从噩梦中哭着醒来；有的孩子因为姥姥说妖怪会把他吃掉，每到晚上就大哭大闹、精神紧张，而且紧抱着妈妈不放，同时还呼吸急促、面带惊恐；还有的孩子本来特别皮，一见到爸爸马上吓得变老实了，因为爸爸说不听话就不要他了……这样的例子，我可真是没少见。

大家千万别再用吓唬孩子的方式进行教育了，这可能会给孩子的身心都带来不良影响。尤其是3岁以前的孩子，他们的神经系统还没有发育完全，即便是陌生人恐吓或粗暴的态度，都会让孩子出现夜惊、过度紧张及恐惧的状态，更别提最亲近的家人了，那会让他们的世界里再也没有安全感。而一个生活在惊恐中的孩子，是很容易生病的。

孩子为什么听到你的吓唬会那么害怕？当然是因为他信以为真了，所以屈从于自己的恐惧，选择了听话。在大人看来，妖怪什么的都是假的，可是在孩子心中那是真的，他害怕，所以不敢不听你的话。可是大家自己想想看，假如现在有人威胁你、恐吓你，你迫不得已满足了他的要求、答应了他的条件，这时候你是怎样的心情呢？

没错，一般人被恐吓，心里都会充满愤怒。你肯定想要反抗但是又无能为力，所以同时也有屈辱。于是，带着这些满是负能量的情绪，非常不愉快地去做被迫要做的事情，你觉得对孩子的身心健康有益吗？假如这种恐惧经常占据孩子的心灵，很容易让他们精神受到创伤，轻的会影响到孩子的性格，重的会让孩子干脆患神经官能症。

大家应该都知道初唐四杰之一的王勃，他在渡海探亲的时候溺水了，然后受到惊吓，一病不起，就这样命丧黄泉了，年仅 27 岁。所以，大家千万别再不把惊恐当回事了，它有时候真能要人命。

小孩子本身脏腑器官就没有发育完全，气血不够充沛稳定，对于心神的自我控制也不够成熟和稳定，所以非常容易受到惊吓，且伴随着恐惧。孩子会出现各种心绪紊乱的症状，比如心悸、噩梦、睡不踏实、哭叫、发烧、喝水的时候抽搐等。

身为家长，你是孩子最亲近的人，是幼小的他们几乎全部的世界，更是安全感的最主要来源。假如你是一位负责任的家长，任何时候都不应该用恐吓、威胁的方法教育孩子，也不要强迫孩子去做一些事情。

假如孩子受到意外惊吓，这时候我们应该马上用语言和抚触进行安慰。比如，用手顺着孩子头发轻抚或者轻拍背部，同时用轻柔的声音安慰他“不要怕，有爸爸妈妈在呢”，这会让孩子得到安全感，安抚他受到惊吓的心灵。

孩子的脾胃病，多与情志刺激有关

西方医学家曾经做过很不人道的实验，他们把猴子吊起来，时不时地用电刺激它，猴子的情绪当然是极端不愉快的。但是，还是会按时喂猴子吃东西。结果没过多久，在这种长久的焦虑不安下，猴子就得了胃溃疡。

人的情况也差不多，想象我们自己，当你极度焦虑紧张的时候，会不会变得没有胃口、吃不下东西？特别开心的时候呢，是不是也会影响到食欲？偶尔一两次还好，假如频繁受到喜、怒、思、忧、恐五种情志的刺激，就很容易出现慢性胃炎、胃溃疡等症状。

虽然根据“喜伤心，怒伤肝，忧伤脾，悲伤肺，恐伤肾”的说法，伤害脾的是“忧”，但对孩子来说，七情五志致病，首害是怒，所以我们最应该注意的还是怒气。

大家应该听过一个说法“怒伤肝”，人发怒的时候，破坏了正常舒畅的心理环境，肝失条达，肝气就会横逆。上面一个小节我们也提过，肝气横逆会伤身，那具体都会伤及哪里呢？这个影响范围是比较大的，但最受影响的，其实还是脾。刚才我们讲了，在五行与五脏的对应中，肝属木，而脾是属土的。大家想想木跟土是什么关系，木是克土的。

属木的肝就跟树苗一样，一旦肝气不舒，就会横逆，横着长，想怎么长怎么长，这时候，它就会克脾土了。中医说“肝木横逆克脾土”，就是这个道理。所以一个人情绪不好，生气了，容易吃不下饭，或者气得胃疼，这就是怒气引起了脾胃系统的病变。

如果这样说大家还不清楚的话，我们可以从生理角度来看，中医认为，肝的主要作用是疏泄，而脾胃主运化腐熟。如果肝的疏泄功能失调，那么脾胃运化精微之气的功能也会受影响，出现运化功能障碍，出现胃痛、恶心呕吐、痞满、泛酸等症状。中医上说的“肝脾不调”和“肝气犯胃”，指的就是这种情况。

我有很多脾胃严重失和的小患者，都是因为在餐桌上经常受数落。他们的爸爸妈妈由于工作比较忙，平时跟孩子交流时间不多，于是餐桌上大家坐在一起的时候，就开始给孩子开“批斗会”了。姥姥姥爷汇报孩子一天的表现，针对孩子身上出现的问题，大家你一言我一语发表评论，这其中当然不免会有批评。要是孩子顶嘴，那就更严重了，会从唠叨升级为责骂。于是，很多孩子都敢怒不敢言。

可能这种情况很多人都习以为常了，但大家有没有想过，孩子在责骂声中能吃得好饭吗？别看他把东西都吃到肚子里了，可是肠胃受得了吗？消化得怎么样？时间久了，身体又会受到怎样的影响呢？老这样下去，由于孩子的神经系统发育本身不完善，很可能出现植物神经功能紊乱，胃溃疡也就出现了。

所以，虽然说跟成人相比，孩子得胃病的可能不算大，但孩子脾胃虚弱，出现功能障碍还是非常有可能的。因此，为了孩子的脾胃健康，我们不仅要注意饮食调养，更要注意精神调摄。一方面注意自己的教育方式，另一方面也让孩子的性格更豁达、心胸更宽广一些。只有让孩子心情愉悦，情志调畅，脾胃才能健健康康地工作。

8 带孩子亲近大自然，怡情养神

中国传统文化讲究“天人合一”，我们应该从大自然里吸收宇宙的能量。

所以，我一直觉得，今天生活在大城市里的孩子，从出生就一直待在钢筋水泥房子里，没有太多机会亲近大自然。人是要经常接接“地气”的，从某种意义上来说，大地真的是人类的母亲。

我小时候曾经在农村住过半年，玩泥巴、掏蚁窝、捉知了、过家家、捉泥鳅、爬树听风、翻墙、调皮捣蛋地满村跑，和大自然的亲密接触，对我而言是特别有意义的一段记忆。我建议家长如果有条件的话，也可以带孩子去农村住上几个月，多玩、多看、多听，湖光山色、鸟语花香，对孩子的身心健康都非常有利。

其实现代医学也有同样的结论。美国作家理查德·洛夫在他的畅销书《林间最后的小孩》中提出了一个术语“自然缺失症”。拥有自然缺失症的孩子，容易出现儿童肥胖、注意力不集中、孤独、抑郁、愤怒等一系列症状。而童年时期多跟大自然接触，则可以降低孩子的压力水平、对抗抑郁、增加信心和自尊意识，都非常有益。

所以，强烈建议住在城市的家长们，多开展一些基于大自然的活动项目，多带孩子亲近大自然。尤其是春天、秋天，更要多带孩子去散散步、爬爬山，多接触大自然。因为秋原本是肃杀之季，五行属“金”，金克木，肝属木，所以肝气容易郁结，情绪容易低落。而春天是万物生发的季节，肝主升发，与春天万物萌发之机相应，所以也要注意排遣不良情绪，让情志生机盎然，让心情也更加乐观畅达。

除此之外，我们还有很多事情可以做。比如，有可能的话，带孩子去郊外种上一棵树，经常带孩子去给你们的树浇水、照顾它，看着它长大。这对孩子心灵的成长会有非常深远的影响；平时晚上吃完饭，只要天气条件比较好，都可以带孩子出去散散步。如果能看到星星的话，还可以和孩子一起看星星，了解宇宙的奥秘；大家还可以尽量找时间，至少带孩子登高看一次日出和日落。看到太阳从地平线上跳出来以及消失在地平线下，这种通过感官刺激帮助孩子探索外部世界，是非常重要的。此外，有条件的话还可以带孩子去露营，在星光下露宿，倾听蟋蟀的鸣叫声，让他们亲眼见见什么是露珠；晴朗的天气，还可以带孩子看云，让孩子根据云的形状构思故事，这是培养和锻炼孩子想象力、创造力的极佳手段。

以上种种，以及你所能想到的其他与大自然亲密接触的活动，都可以带上孩子一起，让他们对这个世界有更真实的感受。这些在自然中学习、探索、体验的经历，对孩子的道德、审美、情感、智力的培养都大有帮助。

随书附送：

《张巨明答家长最关心的 100 个问题》

我从一个跟随父母耳濡目染学习的幼童，到现在几十年过去了，时代在变迁，人们的生活水平在不断提高，一些疾病的发病率也出现了变化。但是，孩子的常见病和家长关心的问题等并没有什么改变。现根据多年临床经验，就家长经常遇到、比较关心的问题做一总结，希望能对大家有所帮助。

呼吸系统疾病篇

1. 问：孩子三四岁了，从小就特别喜欢感冒，而且好得非常慢，能拖上一二个月，吃药打针都不见好，好一点又复发，请问该怎么办？

   答：感冒是孩子的常见病，是一种自限性的上呼吸道感染疾病，婴幼儿病程通常 10~14 天。一般来说，对于孩子的感冒家长都不必过于担心。但如果感冒真的非常频繁，而且病程较长，说明孩子免疫力可能比较弱。感冒好了以后要注意从饮食上调整，营养均衡，食物多样化，多补充蛋白质食物。平时要多注意保暖，早晚注意及时添加衣物。如果孩子患过肺炎和支气管炎，一定要彻底治疗，避免复发。另外，也不建议老是服用同一种感冒药物。

2. 问：怎样判断孩子是感冒还是过敏？

   答：很多过敏性疾病表现症状和感冒很像，容易被误诊。如果孩子有下列情况，可以考虑是过敏。经常鼻塞、流涕、打喷嚏、咳嗽、喉咙有痰，尤其是晨起时；慢性咳嗽不容易好，晨起时更明显；咳嗽有喘鸣声；剧烈运动后会咳嗽、喘息；吃了冰冷食物后常会咳嗽；经常眼睛痒、鼻子痒、耳朵痒、喉咙痒、皮肤痒；过敏症状发生于特定季节；小时有湿疹等病史；过敏性疾病家族史。

3. 问：孩子睡觉有打小呼噜的声音，正常吗？

答：由于孩子的呼吸道比较狭窄，以及会有一些分泌物，所以婴幼儿睡觉时发出呼噜呼噜的声音是很常见的，通常也是很正常的。随着孩子长大，一般都会得到改善。所以，只要孩子吃得香睡得香，就不必紧张。但是，如果感觉小宝宝喝奶有困难，喝几口就闹，中间爱停顿，那就最好去医院看看，确认呼吸道与食管是否有异物。

4. 问：孩子上了幼儿园后，只要天一冷肯定感冒，而且几乎每个月都感冒。反复次数是不是太多了，有什么办法改善吗？

答：一般来说，我们都会把经常感冒当作免疫力低下的标志。不过，对于 6 岁以下的孩子来说，家长不必太过担心，因为他们平均每年感冒可以多达 6~8 次，尤其是刚上幼儿园的小朋友，感冒次数还要更多一些。所以，这样的感冒频率倒也不用太过担心，每次感冒，都是孩子自然获得免疫力的历练。建议多注意护理，多带孩子运动，增强抵抗力。等到六七岁以后，孩子感冒的次数自然就会逐渐减少，病程也会缩短。当然，如果你家小朋友没有上过

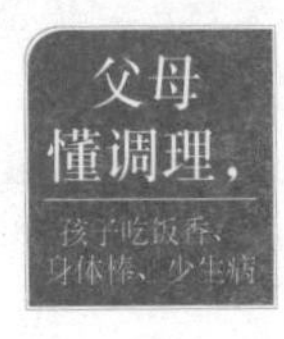

幼儿园直接上小学，那么刚入学的时候感冒次数也会偏多一些，这都是正常的。

5. 问：孩子感冒发烧的时候老是流眼泪，还有很多眼屎，这是“上火”了吗？应该怎么办呢？

答：孩子如果没有舌头发红、舌苔黄等“上火”的症状，单纯只是有眼屎，就不是“上火”。感冒的时候喜欢流眼泪，一般都是因为同侧的鼻子部位出现了水肿，或者是鼻部分泌物增加所导致的阻塞。我们的眼睛和鼻子中间是有一个鼻泪管的，如果鼻塞，可能间接导致鼻泪管阻塞，以致眼泪积于眼内，我们就会经常流眼泪。眼泪在眼睛里集聚过多，水分蒸发以后就会出现黏稠的分泌物，也就是大家所说的眼屎。这也是正常现象，大家不必担心。一般等到感冒好了，鼻子通畅不阻塞时，自然就不会流眼泪了。

6. 问：小孩感冒好了摸着后背呼噜呼噜的感觉，请问是怎么回事？

答：大这种现象说明孩子还是有呼吸道感染的情况。可能是急性气管炎或者支气管炎，它们往往继发于感冒之后，是由于病毒感染引起的，呼噜的声音可能就是孩子支气管炎的喘憋音，可以进行止咳化痰以及消炎治疗。如果孩子嗓子有痰，那么这种声音也可能是痰鸣。具体判断的时候，大家可以结合呼吸频率来评估，给孩子数呼吸频率，特别小婴儿，如果只有咳嗽，呼吸很平稳，通常没有大碍。但如果呼吸频率不正常，就要警惕有没有肺炎。

7. 问：孩子怎样的呼吸频率才是正常的?

答：家长一定要养成给孩子数呼吸频率的好习惯，安静的情况下数够一分钟。一个不生病的小孩，月子里面一个月以内不大于60次/分钟，一个月以后不大于50次/分钟，一岁以后不大于40次/分钟，这个状态下，至少呼吸系统基本是没问题的。

8. 问：宝宝老有鼻涕，一会儿黄一会儿白，老在鼻子里堵着，这是怎么回事?

答：孩子这很有可能是鼻炎。黄色的鼻涕是伴随鼻窦炎发作的，白色的鼻涕是鼻窦炎的分泌物，当鼻窦炎减轻些后，鼻涕变白。需要好好调理逐步治好鼻炎。治好后注意预防感冒，避免因为反复感冒引发新的鼻炎。

9. 问：老人家常说，孩子发高烧会把脑子烧坏，是不是真的?

答：大家不必太担心，发烧是宝宝的常见症状之一，对孩子而言并不一定是一件坏事，这个过程其实是人体调动体内的免疫系统，对抗病原体的一种防御过程。大脑细胞的基本组织成分是蛋白质，而蛋白质通常要在43℃以上才有可能受到破坏，一般发烧很少会超过这个温度，所以不用担心会烧坏大脑。孩子只要不是高烧不退，完全没必要太紧张。

10. 问：孩子发烧的时候，家里的门窗是不是要紧闭，不能让孩子吹风?

答：很多人都会以为，发烧的时候，小朋友不能再度吹风、受凉，否

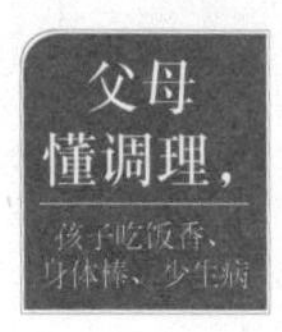

则会让病情变得更严重，所以把家里的门窗全部关起来。事实上，门窗关起来之后，不但不容易散热，室内还会变得比较闷，温度会更高，反而无法退烧。因此，正确的做法是要将窗户打开，维持室内空气流通，让室内的温度降低，小朋友的体热比较能散出去，这样才能达到退烧的目的。但是需要注意，不要让风对着小朋友吹。

11. 问：孩子一到秋冬季节就咳嗽不停，头孢克洛、美敏伪麻、阿奇霉素轮着用也不行，老是不会好，刚好又复发。怎么办呢？

答：如果是感冒引起的咳嗽，最重要的是适当饮水，并喝些热茶热汤，另外饮食要清淡，用加湿器湿化室内空气。如果没有继发性感染，不主张给孩子吃太多感冒咳嗽药。如果只是单纯的咳嗽，可以喝些梨水，不建议孩子一咳嗽就吃止咳药，容易掩盖症状，而且咳嗽也是一种保护性反射，通过咳嗽可以将呼吸道内的分泌物排出，如果咳嗽止住了，分泌物排不出来，不利于身体恢复。当然，如果咳嗽比较重，润肺不管用，还是建议去看医生。

12. 问：孩子感冒刚好，还会咳嗽，而且咳嗽还带有痰，有时能咳出，有时又咳不出来。听人说可能是支气管有炎症，需不需要做胸透？该怎么护理呢？

答：孩子在呼吸道感染恢复期间，仍然会持续有少量呼吸道分泌物，呼吸道黏膜也比较敏感，会持续咳嗽一段时间。如果只是偶尔咳嗽，咳嗽不重，就不需要药物治疗，平时多喝水、多吃清淡好消化的食物，避免过甜、过咸、过辣等刺激性食物，注意不要再次受凉即可。不建议给孩子做胸透，通常孩子只拍 X 光片，因为拍片的时间很短，而透视相对受射线辐射时间要长。所以，凡是不必要的胸透，就不要去做。

13. 问：孩子感冒了鼻塞，看他鼻子囔囔的难受，怎么办呢？能不能用市面上的儿童通鼻膏、盐水滴剂、盐水喷雾帮他疏通呢？

答：医院缓解孩子鼻塞症状，经常会使用生理盐水滴鼻或喷雾等来治疗，还会借助吸鼻器等工具清理鼻腔中的鼻痂等分泌物。但是不建议大家自行应用感冒类药物以及成人使用的通鼻类药物，我们可以用物理方法帮孩子通畅鼻道：首先是可以用棉签轻轻把分泌物弄出来。如果孩子有鼻痂，可以在鼻腔里滴一滴乳汁或者温暖的牛奶，然后给孩子轻轻揉鼻子让鼻痂软化，最后再用棉签把它清理干净。通常感冒症状缓解之后，鼻塞症状也会自行消失。如果没有好转，建议去医院检查是否有鼻炎等疾病的可能性。

14. 问：孩子白天好好的，一到晚上就开始咳嗽，这是怎么回事？

答：和白天相比，晚上本来也更容易咳嗽，尤其是凌晨。但是，孩子如果只有晚上才咳嗽，又没有过敏症状，那么大多是鼻炎导致的上呼吸道咳嗽综合征。白天孩子活动的时候看不出来，晚上躺下以后，会有一些鼻涕倒流到咽喉部引起咳嗽。

15. 问：孩子都感冒十多天了，吃了感冒药也不见好转，怎么办啊？

答：孩子感冒的时候，家长要有耐心。作为自限性疾病，感冒药只是用来缓解症状的，对感冒本身其实没有太大作用，不建议给孩子多吃药，尤其不建议自己用药。一般感冒症状包括低热、流涕、咳嗽、精神稍差等，发病急期要 3~5 天。只要多喝水、多休息，护理得当，慢慢地自己就会好转。

16. 问：孩子得了过敏性荨麻疹，后来查了一下过敏源，说是对海鲜过敏，孩子是不是这辈子都不能吃海鲜了呢?

答：这要根据孩子的年龄和过敏级别来确定。如果孩子还不满 3 岁，那么呼吸道过敏源筛查其实是没什么意义的。对于食物类的过敏源，除非有非常强的证据，比如一吃完螃蟹身上立刻起一大堆荨麻疹，否则不能随意确定。而且，过敏有分级，如果不是特别高，以后是慢慢可以吃的。不过，不要突然给孩子大量接触，可以过一段时间后一点点尝试，耐受性慢慢提高之后，就会逐渐脱敏了。

17. 问：孩子咳嗽了好久，后来转成了毛细支气管炎，进行了雾化治疗。现在已经好了，可是会不会复发呢?

答：小孩子如果咳嗽一直没能好转，变成毛细支气管炎和肺炎，几乎是必然的过程。毛细支气管炎其实就是一种特殊的小婴儿的病毒性肺炎，虽然名字叫毛细支气管炎，严格意义上来说，是病毒性肺炎的一种特殊类型。它的治疗主要是镇静止咳，通常都会选择雾化吸入治疗，愈后大都是良好的，病程一般也不超过 10 天。大家不用太担心，痊愈以后只要护理得当，复发的可能性不大。

18. 问：孩子一直咳嗽，看了中医说是热咳，什么是热咳呢？还有冷咳吗？

答：中医把咳嗽分为热咳和寒咳。热咳一般是由肺热造成的反复咳嗽，比如过量食用煎炸、烧烤类等上火食品，表现为喉咙干痒、干咳少痰或者有黏稠的黄痰。而且，孩子的舌苔是黄、红色的，说明孩子内热比较大，适合吃一些清火止咳的药物或食物；而寒咳大多是由受寒引起，表现为咽喉痒、频繁咳嗽，痰液白色、稀薄且呈现泡沫状，而且大都伴有感冒症状。孩子的舌苔通常是白的，说明寒重，适合吃温热、化痰止咳的食物。

19. 问：孩子咳得声音都哑了，说话都说不出来，饮食上该怎么调理呢？是不是只能喝粥？时间长了会不会营养不良影响孩子的生长发育？

答：咳嗽严重的时候，的确会对声带产生一定影响，比如出现声音嘶哑的症状。一般随着咳嗽好转，声音嘶哑也会慢慢消失。可以考虑服用一些中成药帮助孩子恢复，请尊医嘱。至于孩子的饮食，如果病程比较长，超过一周，就不要天天给孩子吃白粥了，可以根据咳嗽的类型，适当吃一些易消化的面食，以及肉粥、菜粥等，都是可以的。但不管是哪种类型的咳嗽，都不适合给孩子吃大鱼大肉，因为这些肥甘厚味最容易生痰。

20. 问：听说发烧是免疫系统在工作，可以提升免疫系统的效能，那么孩

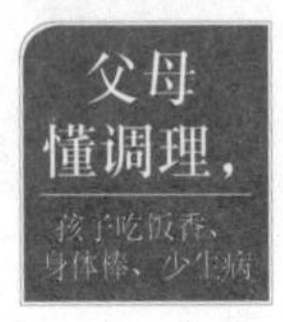

子发烧是不是不需要着急退烧呢?

答：这要分情况。首先家长不要太担心，发烧和咳嗽一样，是身体的自我保护机制之一。对于绝大多数既往没有高热惊厥病史的孩子来说，发烧本身并不可怕。一般来说，在体温没有超过 38.5℃以上的时候，可以不积极退烧。但国外很多医生认为，孩子是否需要退烧，要根据孩子的精神状况来决定，而不是孩子发热的温度。如果孩子精神状态尚好，还能跟平时一样玩耍，通常就不需要用退烧药。那么，什么时候该给孩子用退烧药？当孩子体温超过 38.5℃，而且精神明显受到影响，这个时候可以考虑使用退烧药。世界卫生组织推荐儿科使用布洛芬和对乙酰氨基酚（也叫扑热息痛）退烧，但具体用药，建议大家还是遵医嘱。

21. 问：小孩子经常会发烧，可是我们也不可能天天给他量体温，怎样才能及时发现孩子发烧呢?

答：一般来说，孩子发烧可以分两个阶段：第一个阶段是表现出怕冷的症状，会身体发抖、手脚冰凉甚至打寒战；下一个阶段，孩子会出现脸色潮红、皮肤干燥、心跳和呼吸加快的症状，这时候量体温，基本上都是发烧的。很多家长会用手去摸孩子的额头，感觉发烫就是发烧了，这样肯定是不准确的。建议还是用体温计测量。一般来说，腋温超过 37.5℃就算发烧，口温或耳温 38℃就是发烧，肛温 38.5℃以上才算发烧。

22. 问：听说滥用抗生素不好，可是孩子以前发烧的时候，老人给他吃过几次阿莫西林，请问对孩子有没有不良影响？

答：首先家长不用担心，所谓滥用，肯定是有一定量的。偶尔服用不会对孩子有什么影响。另外，抗生素的确不能随意使用，这一点要跟家里的老人交代清楚。因为抗生素使用不当，容易造成耐药或菌群失调，对后续的治疗非常不利。

23. 问：发现孩子发烧，是不是应该马上吃退烧药？

答：对于孩子发烧来说，只要孩子没有不舒服，就不必着急吃退烧药。怎样才能知道孩子是不是舒服呢？主要是看精神状态。如果孩子不哭不闹精神挺好，也吃得下睡得香，那就没问题。如果孩子烦躁不安，那就说明他不舒服，需要积极退烧。但是，退烧也不一定用退烧药，可以给孩子多喝水，用一些物理退烧的方法。通常我都不建议给孩子吃太多药。但是，假如孩子明显很不舒服，物理退烧也没有马上见效，还是要给孩子用药退烧的。另外，如果孩子发烧超过3天，一定要马上去医院就诊。如果发烧的时候，发现孩子出现眼睛上视、抽筋等现象，也要立刻送医。而且，如果孩子发烧的同时胃口变得非常差，或者有剧烈的呕吐，甚至呼吸很困难，也要马上去医院。

24. 问：小孩子适合吃哪些退烧药呢？

答：这个基本上要根据孩子的病情遵医嘱服用。不过，一般来说，孩子可以使用的退烧药包括对乙酰氨基酚、布洛芬、双氯芬酸钠等，这些药物的作用时间与退烧效果都很类似，对孩子来说还是相对

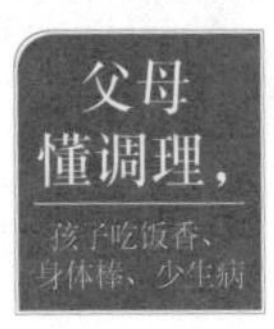

比较安全的。不过，使用这些退烧药也一定要注意用量。

25. 问：有没有哪些退烧药是孩子一定不能使用的？

答：和成年人相比，孩子用药有更多禁忌。就退烧药来说，我们常用的阿司匹林就不适合给 18 岁以下的孩子服用，因为它所含的水杨酸，可能会伤害孩子的肝脏与大脑。同样，其他各种含有水杨酸成分的口服或注射用退烧药，也不适合给孩子服用。另外，安乃近、保泰松等退烧药，有可能引起白细胞低下症，而这种疾病是比较严重的，所以也不能给孩子使用。

26. 问：可不可以轮流使用两种以上的感冒药或退烧药？

答：孩子生病了，大家肯定特别着急想要早点让他恢复健康。于是看到一种药不管用，就想要换用另一种。考虑到有少数发炎严重的孩子，使用一种退烧药的效果可能有限，所以可以考虑在特殊情形下轮流使用两种不同的药，但原则上不建议一次同时给予两种以上药物来退烧或治疗感冒。如果需要用，请遵医嘱。

27. 问：孩子吃了退烧药，但还是发烧，是不是说明医生开的退烧药不管用？应该怎么办呢？

答：这个其实不怪医生。严格来说，发烧不是一种疾病，只是一种因为其他各种原因引起的症状。基本上，退烧药的效果都只能维持几个小时，它的目的在于带给孩子短暂的舒适，而不是彻底解决发烧这一症状。所以，只要孩子发烧的根源没有消除，孩子吃完退烧药，还是有可能再烧起来的。我们不应该盲目追求退烧，而是需要根除发烧的根源。

28. 问：孩子感冒好了之后老是觉得他喉咙里有痰，睡觉的时候会咳嗽，应该怎么办呢？

答：孩子感冒的时候，呼吸道会有感染。感冒好了，呼吸道仍然在恢复期，会持续有少量呼吸道分泌物，而且呼吸道黏膜也比较敏感，所以偶尔咳嗽也是比较正常的。假如感觉痰比较多，可以吃一些清肺化痰的中药。假如咳嗽不严重、痰也不多，就不需要用药，平时多喝水，吃一些清淡好消化的食物，避免刺激性食物即可。同时，家里也要注意多通风。

29. 问：孩子得了支气管炎，都快一个月了，还老是咳嗽流鼻涕，这样正常吗？要多久才能痊愈呢？

答：如果孩子的症状相比之前有明显好转，就不必太过担心，偶尔的咳嗽与流鼻涕也正常，很可能是处于呼吸道感染的恢复期。可以不用药，或者用一些润肺的中药，平时多喝水，等待自然恢复就可以。具体时间长短，与天气、日常饮食以及孩子体质都有关系。如果孩子用药后症状一直没有明显好转，应该去医院复诊，结合血常规的结果调整用药，也可以咨询医生看是否需要雾化治疗。

30. 问：孩子诊断出有遗传性哮喘，请问能不能痊愈，应该怎样治疗比

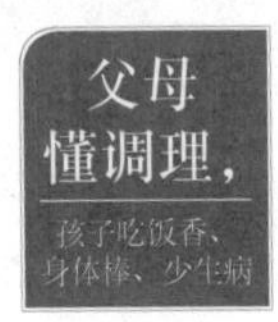

较好？

答：如果确诊孩子是遗传性哮喘，需要的是长期系统的治疗，谈痊愈是不大现实的，但青春期以后可能会有所好转。对于这种疾病，发作的时候需要用药帮助控制病情和缓解症状，平日基本上以预防为主。我们要做的，是努力提高孩子的免疫力，增强孩子的体质。同时避免各种引发哮喘的环境因素，比如吸入各种过敏物质、呼吸道病毒和细菌感染、吸烟和空气污染等。所以平时要做好居室、生活和工作环境的清洁卫生，积极预防和及时治疗呼吸道感染等。

31. 问：孩天气忽冷忽热的时候孩子老感冒，给他穿多少衣服才合适呢？

答：不建议你凭个人感觉给孩子加减衣物，别的孩子的穿着也不大有参考价值，因为每个孩子体质不同。建议大家可以把一根手指从孩子后衣领处伸进上背部中间位置，左右横扫一下，如果手指感觉是温暖的，说明孩子衣服厚薄合适；如果感觉发烫甚至能感觉到汗意，说明穿得有点多了；如果感觉不够暖，说明穿得有点少。这是因为，上背部的大椎穴（第七颈椎棘突下凹陷处）是手足三阳的阳热之气汇集的地方，能体现是一身的阳气情况，所以选择这里附近来衡量孩子的冷热，非常简单方便也有效。

32\. 问：天气转凉之后孩子经常一天2~5次大便，但不是很稀，这算腹泻吗？需要给孩子吃药吗？

答：这要视孩子年龄和平时排便次数而定。如果小婴儿平时大便次数本来较多，但情况良好，体重不减轻，就不用担心他生病了。如果孩子平时每天仅有1~2次大便，突然增至5~6次大便，就应考虑是腹泻了。建议查一个便常规，如果是秋冬季节，建议查一下轮状病毒。

33\. 问：怎样判断孩子有没有腹泻？

答：基本上有两个标准：一看排便次数。正常孩子一般每天大便1~2次，小一点的婴儿可能次数更多一些，呈黄色条状物。腹泻时，大便次数会比正常次数多，轻者4~6次，重者可达10次以上，甚至数十次。二要看大便性状。如果大便呈现稀水样、蛋花汤样，有时是黏液或脓血样，那肯定就是腹泻了。大家需要注意的是，并不是只要排便次数多就是腹泻。6个月以内的宝宝，可能会有种生理性腹泻，并非病理性的，大家不要随意乱用止泻药，以免影响正常的胃肠功能。

34\. 问：孩子闹肚子，给他吃了黄连素，但是不管用，为什么呢？

答：很多家长一看孩子闹肚子，就会给孩子吃消炎止泻抗菌药。其实

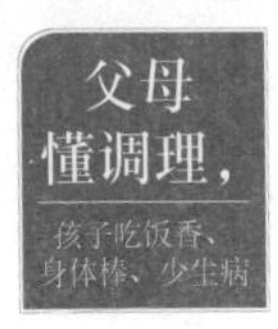

腹泻的原因很多，有时候是细菌引起的，有时候则是病毒或霉菌引起的。比如孩子秋季腹泻，常常是由轮状病毒感染引起的。这种腹泻服用抗生素后一点也不会有效果，反而会造成肠道菌群紊乱，导致更为严重的腹泻。所以，孩子腹泻的时候，不建议家长随意使用抗生素。

35. 问：孩子腹泻一周多了，吃了药之后有好转，后来又开始反复，但没有以前严重。孩子不愿意吃药，请问应该怎样调理呢？

答：这要看孩子目前大便水量是否很多。如果水量不多，呈现糊状，一天二三次，就没什么问题，应该是孩子肠道处于恢复过程中，可以口服益生菌。如果大便中水量较多，可以加服一些收敛的药物，如蒙脱石散。这些药物，孩子一般都还比较容易接受。饮食方面，注意生冷辛辣的食物尽量别吃，多吃清淡易消化的食物，补充足够的水分。

36. 问：孩子腹泻，听说这时候肠胃功能不好，是不是应该适当断食呢？

答：不管是哪种类型的腹泻，孩子闹肚子的时候，虽然消化道功能降低了，但仍然可以消化和吸收部分营养素。而且，断食导致的饥饿感反而会促使胃肠蠕动次数成倍地增加，腹泻次数也随之会增加，所以不能随便给孩子断食。只需要吃得清淡易消化一些，而且一定要注意补充水分。另外，不要因为孩子胃口不好就往粥里加很多糖，这样会加重腹泻症状。因为腹泻使肠黏膜受损，不能将糖分解为能被肠道吸收的单糖，因而使水分从肠壁被动地进入肠道，致使肠腔水分增多，排便次数增加。所以，别给闹肚子的孩子多吃甜食。

37. 问：孩子老是秋天闹肚子，该怎样预防呢？又该怎样护理呢？

答：秋季腹泻的特殊之处在于，它可能是轮状病毒感染引起的。要预防轮状病毒的感染，家长要注意外出回来后要洗脸、洗手、漱口，防止把病毒传给孩子。另外孩子饮食要注意卫生，防止病从口入，注意避免腹部受凉，受凉后孩子抵抗力下降，容易发生感染。护理主要是保证液体的供应，可以口服补液盐，吃粥、菜汤、奶等液体较多的食物，可以少食多餐，如果能保证出入平衡，可以在家服药治疗，如果出量明显大于入量，如孩子有呕吐和大量水样便，就要及时带孩子去医院治疗。

38. 问：大便不顺就是便秘吗？小朋友几天没有大便才是便秘？

答：对于便秘的定义，孩子和成年人是有区别的。成年人一个星期排便次数少于 3 次就是便秘，而且这种状况持续 6 个星期，称为慢性便秘。小朋友排便每个星期少于 1 次、大便的时候非常用力、大便又大又硬就像羊粪球，或是每次排便的时候，都会疼痛、哭闹不安、出血，只要有以上任何情况，不管排便几次，都称为便秘，这一点是需要大家注意的。

39. 问：还在喝母乳的孩子，一个星期才大便一次，这样是不是便秘？

答：孩子喝母乳，情况又不一样了。有些小婴儿可能一周甚至两周都

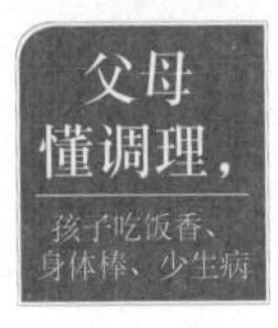

不排便，这个其实不用担心，因为喝母乳的宝宝绝对不会便秘，只是大便次数比较少，而且排出来的都是稀糊便，这是因为宝宝喝母乳，肠胃吸收效率高，几乎百分之百吸收。大便本身就是垃圾，有垃圾才需要排便，如果吃进去的乳汁都被吸收了，没有粪便需要排泄也是很正常的。

40. 问：孩子便秘很严重，能用肛门塞剂或灌肠的方式处理吗？

答：长期便秘是很难受的事情，这时候家长想用最快速的方法解决问题，这种心情是可以理解的，但是大家不能有病乱投医。用肛门塞剂或是灌肠的方式处理是不妥当的，因为这些方法都会把孩子的大肠撑得更大，弹性更差。时间久了还有可能造成大肠无力症，也就是排便无力的现象。所以孩子便秘，需要慢慢调养，大家千万不能因为着急就治标不治本。

41. 问：孩子经常便秘，饮食方面有哪些需要注意的地方？

答：良好的饮食习惯对改善便秘大有益处，日常生活中我们可以遵循下面的原则：首先要多吃纤维素丰富的蔬菜和水果，而且是直接吃新鲜蔬果，不是喝果汁，还要多吃梗少吃嫩叶。然后，平日可以适当吃点粗粮，因为越精细的食物，里面的纤维素含量就越少。不过粗粮不好消化，一定要注意做得熟烂些，免得加重孩子的肠胃负担。

42. 问：孩子老是说肚子疼，可是检查又没病，怎么回事呢？

答：孩子肚子疼的原因非常多，可能是内科疾病，也可能是外科疾病。因为肚子疼本身就是一个统称，所有胸骨以下、脐的两旁以及耻骨以上部位发生的疼痛，都叫肚子疼。所以单单说肚子疼，是没有办法分辨具体原因的。能让孩子腹痛的原因太多了，几乎可能涉及所有疾病。有可能是肠胃方面的毛病，也有可能是上呼吸道感染、扁桃体炎、荨麻疹等其他疾病。不过一般来说，只要孩子没有别的症状，大部分肚子疼都是良性的，会自行缓解，大家不必过于担心。

43. 问：听老辈人说，孩子肚子疼是长身体，这是不是真的？

答：的确有一种肚子痛叫“胃肠生长痛”，这是一种正常的生理现象。3~12 岁的孩子，处于高速生长发育期，除了骨骼在生长，胃肠也在同步生长。那些长个子比较快的孩子，可能会血液供给相对不足，加上孩子自主神经功能不稳定，导致胃肠平滑肌因血液循环不良而发生痉挛性收缩，随之出现阵发性疼痛，也就是“胃肠生长痛”。这种疼痛的特点是反复发作，每次疼痛时间较短，一般不超过 10 分钟，疼痛发作次数因人而异，有的每天数次，有的每小时数次。疼痛部位以脐周为主，其次是上腹部。疼痛无规律，程度也不一样，轻则腹部不适，重则痉挛样痛，疼痛难忍，甚至恶心呕吐，肚子内还可听到咕噜咕噜的声音；通常情况下，疼痛都会很快缓解，肚子不疼以后孩子马上会恢复常态。如果孩子的肚子痛没有上述特点，大家就要分析原因，免得耽误病情。

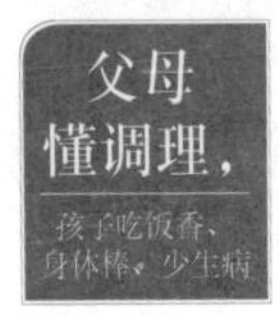

44. 问：小孩子会得胃病吗？

答：一般来说，小孩子得胃病的可能性比成人小得多。不过，孩子的肠胃功能通常不够强大，给孩子尤其是小孩子吃的食物一定要好消化。孩子更容易出现的是消化不良、积食，同样会影响健康。

45. 问：孩子主要是他奶奶带，但她是个老胃病患者，我发现孩子最近不太爱吃饭，会不会是被传染上胃病了呢？

答：胃病由幽门螺杆菌感染引起可能会导致传染。很多老人到现在还是习惯把食物嚼碎给小宝宝吃，这是非常不卫生的习惯。因为大人口腔里经常会有一些细菌、病毒，这些细菌、病毒会通过被咀嚼过的饭菜传染给孩子。这些可能很难让成人生病的细菌、病毒，却能让孩子生病。对胃病来说，假如大人不注意，有可能使孩子感染上幽门螺杆菌的概率大大增加。而幽门螺杆菌是引起慢性胃炎的常见诱因。另外，孩子不爱吃饭，原因有很多，需要家长耐心观察，不应该随意下结论。

46. 问：孩子吵着肚子疼，奶奶就说给他揉揉，可是孩子哭喊说更疼了。难道孩子肚子疼不能揉吗？

答：孩子肚子疼不是不能揉，是不能随便揉。假如孩子是肠胃生长痛，肚子摸起来是软的，按压也不会疼，那就可以通过按揉来缓解疼痛。再有就是孩子积食、消化不好或者便秘的时候，也可以轻轻给孩子按揉腹部。但是假如孩子的肚子按揉时疼痛加剧，就千万不要揉了。

47. 问：孩子说肚子疼，想带他做检查，一般都要做哪些检查呢？

答：如果孩子肚子疼想要做检查，目前最常用的有血液和大小便检查、X 光检查，以及 B 型超声，也就是大家所说的 B 超检查。验血的主要目的是排除一些感染性疾病；而验小便是确认是否有胰腺炎和泌尿系统疾病；大便检查则可以排除一下肠炎；X 光检查可排除穿孔、腹膜炎、梗阻的情况；B 超检查主要是帮助诊断肠套叠和梗阻，还有胰腺炎。当然，所有这些检查里，最常用的还是血液和大小便检查，大家可以遵医嘱。

48. 问：听说胖小孩容易肠套叠，是真的吗？我家孩子就很胖。

答：体形比较肥胖的孩子，的确比其他孩子更容易发生肠套叠（俗称“肠打结”）。这是因为通常胖宝宝胃口好，容易吃过量，但是胃肠道不能有效消化吸收，从而导致肠套叠出现。不过，肠套叠多见于 3 岁以下的孩子，尤其是 2 岁以下的婴幼儿。如果孩子超过 3 岁，出现肠套叠的可能性不大。但假如胖宝宝低于 3 岁，突然出现不明原因的肚子剧痛、烦躁哭闹、大便带血等，就要考虑到可能是肠套叠，要马上送医院治疗。否则，一旦被套叠部分的肠壁血液循环受到阻碍，可能使肠壁发生坏死、穿孔，导致腹膜炎，后果相当严重。

49. 问：孩子平时消化功能不是很强，能不能给他喝点益生菌调理肠胃？

答：关于这个问题，大家首先要知道，我们肠道本身是存在益生菌的，通常并不需要额外添加。虽然这是一种好细菌，但大家也不

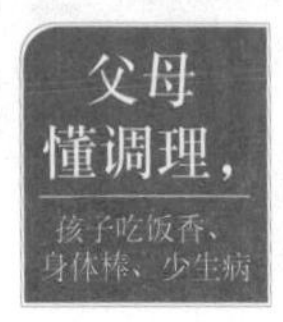

要对它抱太大幻想，觉得它会有很大的作用。如果孩子没有什么症状，没有特殊情况，我们不需要补充益生菌，除非肠道功能紊乱和发育不全。而且，益生菌是一个很广的概念，假如我们长期额外补充某些益生菌，有可能让肠道内原本的菌群失调，那就得不偿失了。

50. 问：孩子时不时会说肚子疼，老人家说可能是肚子里有虫了，是不是真的呢？

答：以前卫生条件不好的时候，的确有很多孩子有肠道寄生虫，容易因此肚子疼。但如今城市里的孩子，在卫生、饮食各方面改善之后，肠道寄生虫病少多了。当然，孩子还是很容易受到蛔虫等寄生虫感染的。

51. 问：孩子经常会说肚子疼，不可能每次都去医院吧，怎么区分严不严重？

答：如果孩子肚子疼持续的时间比较长，而且表情比较痛苦，或者轻轻按压孩子腹部的时候会加剧疼痛，就要考虑可能是一些比较严重的疾病，比如肠道炎、蛔虫，或者是比较严重的胃肠炎，应该尽快到医院检查。如果是一般的疼痛，很快能自行缓解的，就不需特殊的治疗，大家可以热敷或者轻轻按摩腹部，等待自行缓解。

52. 问：孩子如果吵着肚子疼，会不会是阑尾炎呢？应该怎么判断？

答：阑尾炎是一种相对多见的外科疾病，一般来说，阑尾炎早期没有特别典型的症状，可能只是肚脐周围有轻微的疼痛，之后会一直持续，有时会伴有肚子疼、腹泻这些并不典型的症状。因为孩子表述不清楚，所以阑尾炎不好诊断，因此家长只能细心一点，如果发现孩子右下腹疼得比较厉害，就别太大意，要送医院检查。

53. 问：医生说孩子得了慢性胃炎，孩子也会得胃病吗？该怎么办呢？

答：很多人都觉得孩子根本不会得胃病，这是不对的，虽然孩子不那么容易得胃病，但孩子当然是可能有胃病的。而且，近些年来，孩子慢性胃炎的发病率有逐年增高的趋势。由于孩子慢性胃炎的临床表现不如成人典型，还经常会被误以为肠道寄生虫、胃肠痉挛和消化不良等疾病，延误了诊断和治疗。假如确定孩子得了慢性胃炎，不要随意给孩子吃胃药，需在医生指导下进行。日常生活中，饮食调理非常重要，总的原则是饮食规律、有时有节，食物需细、软、嫩、烂。

皮肤疾病护理篇

54. 问：孩子长湿疹了，又哭又闹，应该怎么办呢？

答：湿疹是儿童最常见的一种皮肤病，属于过敏炎症皮肤病，病因很复杂。目前也没有任何一种药物能够根治湿疹，避免湿疹复发的关键在于护理。很多长湿疹的孩子本身多是过敏性体质，日光、

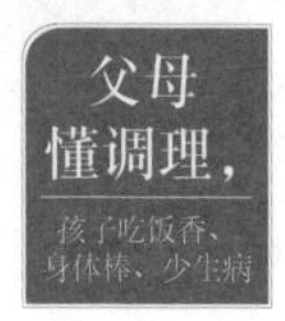

湿热、化妆品、肥皂、皮毛都可以诱发湿疹，吃鱼、蛋等也可使湿疹加重。针对湿疹的护理，主要是最好能找到并避免过敏源，并且进行局部治疗，如果比较轻微，可以用一些不过敏的保湿霜。如果较为严重，则需要外搽药膏，具体用药遵医嘱。

55. 问：听说湿疹跟过敏有关，孩子得了湿疹就不能吃牛奶和鸡蛋，是不是真的？

答：湿疹的确跟过敏有关，而且食物过敏的确是引起湿疹的普遍原因，鸡蛋尤其是蛋黄也是可能的过敏源。但是，远离这些孩子生长发育所必需的可疑过敏食物，并不能有效预防和缓解湿疹的发作。引起孩子湿疹的原因非常多，除非能够证明孩子乳糖不耐受，或者真的对蛋黄过敏，否则没有必要随意让他禁食某种食物。因为它们未必会导致孩子长湿疹，而不吃它们却一定会影响孩子的生长发育。

56. 问：孩子长湿疹是不是因为湿气大？长湿疹的地方是不是应该保持干燥？

答：这是一个普遍的误区，孩子长湿疹可不是皮肤太湿了，更不需要保持皮肤干燥。事实恰恰相反，湿疹皮肤很怕干，要经常保持滋润才行。所以，保湿是湿疹皮肤护理的基础。给孩子选择润肤品时，一定要选足够滋润的膏霜类，时刻保持皮肤的清洁和湿润。

57. 问：听说激素不好，可是孩子有皮肤病，医生给开了激素类药膏，到底能不能用呢?

答：滥用激素是很成问题的，但是，激素的不良反应其实被夸大了。只有在长期大剂量应用或突然服用等情况下，才会出现不良反应。对于中重度湿疹之类的皮肤病，合理选用外用激素药膏，是目前来看比较好的选择。所以，大家也不必“谈激素色变”，合理适当用药一般不会有什么问题。

58. 问：夏天孩子容易长痱子，该怎样预防呢?

答：想要防治痱子，主要是保持室内通风，尤其是夏季要让屋里空气凉爽，保持清洁干燥，衣服不要穿得过多、过厚、过硬，要勤换勤洗，要经常洗澡，出汗后要马上洗澡勿积汗，洗后扑些爽身粉或痱子粉，避免搔抓。如果长了痱子，只要注意上述原则，痱子会自己消退，不用特殊治疗。如果痱子合并感染，则需要到医院治疗了。

59. 问：孩子比较胖，出了一身痱子，应该怎么办呢?

答：胖一点的小宝宝出痱子是很常见的事情。夏天周围环境太热，汗液排不出去，导致汗腺堵塞、破裂，汗液外渗入周围组织就会引起痱子。尤其是孩子，排汗能力本来就差，代谢率高，更容易起痱子。痱子看起来很可怕，但实际一般都不严重，治疗也很简单，只要保证通风、保持干燥，一般很快就会自愈。需要注意的是，孩子睡觉的时候应该勤给他翻身，让四肢尽量摊开，好让汗液及时蒸发。

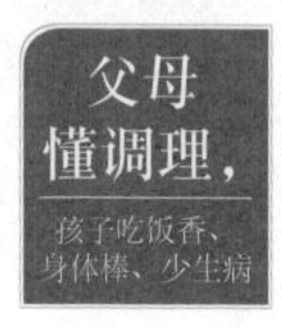

60\. 问：孩子已经确诊是荨麻疹，有的医生建议我们做过敏源化验，有的医生不主张化验，让家长注意观察是哪种食物过敏。该怎么做呢？

答：导致荨麻疹的原因太多了，由于原因过于复杂，所以做过敏源检测的意义不是很大。还是家长仔细观察更靠谱，比如这几天吃了什么东西，或者吃了哪些药出现皮疹，这比过敏源检测更准确。

61\. 问：我们家里一向挺干净的，也特别注意卫生，但是为什么孩子还是出了丘疹性荨麻疹？

答：丘疹性荨麻疹是夏秋季的常见皮肤病，它跟荨麻疹不一样，荨麻疹是过敏引起的，而丘疹性荨麻疹由节肢动物引起，节肢动物叮咬人体后注入唾液，使得对这些唾液过敏的孩子发病。它跟荨麻疹的共同点是，都喜欢在头面部、四肢暴露部位出疹子。发病时孩子往往非常痒，临床上常用 1% 的薄荷炉甘石洗剂、糖皮质激素等涂抹，用来止痒消炎。可能引起丘疹性荨麻疹的节肢动物包括臭虫、蚊子、螨虫、虱子、狗疥虫、米恙虫、跳蚤等。像螨虫这种，家里再干净，可能也是防不胜防的，虽然家里所有人都可能会被叮咬，但孩子更容易过敏，也就更容易发病。

62\. 问：孩子出水痘了，医生给开了板蓝根和炉甘石，应该怎样护理呢？

答：医生给开的药，板蓝根是用来抗病毒的，炉甘石是用来止痒的。这是正确的，治疗水痘首先是不能滥用抗生素并且原则上禁用激素，可以用抗病毒的药，比如阿昔洛韦、利巴韦林、板蓝根、抗病毒颗粒等都可以。其次，千万要防止孩子抓破水疱，避免局部皮肤感染，要给孩子剪短指甲，可以外搽炉甘石、止痒酊止痒，但千万不能搽皮炎平等含有激素的软膏。如果水痘破了，也可以涂点碘伏防止感染。另外水痘传染力非常强，出了水痘就不要上学了。

63. 问：我家是女孩子，脸上也出了好多水痘，好了以后会不会留疤呢？

答：一般来说，只要护理得当，水痘并不会留疤。所以，我们需要注意千万不要让孩子乱抓，可以把孩子指甲剪短，避免抓破伤口。如果是婴儿，可以给他戴上棉质小手套。孩子全身发痒会忍不住去抓，可以给她涂抹一些外用的止痒药物。尤其注意水痘快好的时候，会自己结痂脱落，这时候千万别让孩子去挠，否则就有可能留疤。

64. 问：医生说孩子得了疥疮，这是什么病？该怎么办呢？

答：疥疮一般是由疥虫寄生在人体皮肤所引起的皮肤病，传染性很强，往往一人患病，全家受染。所以，孩子的疥疮很可能是其他家人传染的。疥疮往往长在皮肤较薄而柔软的部位，比如手指间、腋窝、脐周、下腹部、阴部、大腿内侧等，呈现为米粒大小的红色丘疹、水疱、脓疱等。晚上的时候常常会剧烈瘙痒，孩子很难受。对于疥疮的治疗，常用的外用药有硫黄软膏等，但效果不理想，不建议大家自己配药，请遵医嘱用药。另外，家里如果有其他患

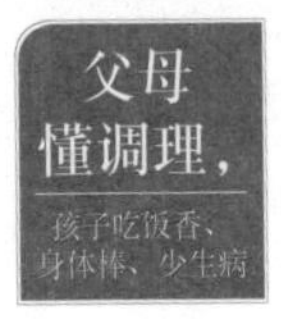

者，应该一起治疗。

65. 问：孩子头上长了脓疱疮，严不严重，该怎么办呢？

答：家长不必太担心，一般脓疱疮都不严重，治疗以外用药物为主，少数病情严重的孩子可以考虑辅以内服药物治疗。脓疱未破，可以外用炉甘石洗剂，脓疱较大时要抽取疱液，脓疱破溃者可用合适浓度的高锰酸钾湿敷，再外用抗生素软膏。如果孩子患了脓疱疮，要勤洗澡、勤剪指甲，保持皮肤清洁卫生，穿过的衣服要消毒。还要合理安排饮食、睡眠和活动，切忌滥用“肤轻松”等激素类软膏，以防加重病情。

66. 问：孩子嘴角烂了，我们一直以为是上火，后来医生说是口角炎，这是一种什么疾病呢？

答：很多家长都会把口角炎误认为是“上火”。口角炎是孩子的常见病，俗称“烂嘴角”，大多数是营养不良性口角炎，是由营养缺乏引发的，其中以由B族维生素缺乏引起的口角炎最常见。最初表现为嘴角发红、发痒，接着上皮脱落，形成糜烂、浸渍或裂痕，张嘴时拉裂而易出血，吃饭、说话等都会受到影响。由于孩子喜欢用舌头去舔，虽然能得到暂时的舒适感，但反而会加重炎症，所以，虽然口角炎会自愈，但往往花的时间会长一些。我们可以口服复合维生素B帮助恢复。为了预防口角炎，日常生活中，要多吃富含B族维生素的食物，比如动物肝脏、瘦肉、禽蛋、牛奶、豆制品、胡萝卜、新鲜绿叶蔬菜等。但是，需要注意的是，由于

B族维生素容易溶解于水，所以做饭时要注意防止维生素流失，米不要过度淘洗，蔬菜要先洗后切，切后尽快下锅，炒菜时可加点醋。另外就是在口角炎高发的秋冬季节，还要保护好孩子的面部皮肤，保持口唇清洁卫生。

67. 问：孩子手上长了冻疮，该怎么办呢？

答：冻疮虽然算不上什么大病，但发作起来痒痛难忍，孩子会很难熬。如果是轻度、皮肤未破的冻疮，可以外涂冻疮膏；如果局部皮肤已经溃破，还是早点去看医生。对于冻疮，由于长过之后来年极易复发，所以我们主要是预防。从秋末就要进行耐寒锻炼，用冷水浸泡往年常生冻疮的部位，如手和脚。开始每天浸泡半小时，以后浸泡1小时。除了冷水浸泡的时候，其余时间要注意局部保暖，比如外出时戴上口罩、手套、防风耳套、围巾等。鞋子也要穿得暖暖的，但不能过紧。

生长发育篇

68. 问：对于体质比较差的孩子，有什么办法增强抵抗力吗？

答：增强抵抗力是一个长期的过程，除了靠日常饮食调养，还要经常运动，加强体育锻炼。另外，心情也要保持愉悦乐观。通常不建议用药调整免疫功能。当然，如果孩子经常发烧，有反复的感染，可以考虑去医院查一下免疫功能是不是正常。

69. 问：听说有一种病叫矮小症，怎么知道孩子有没有得?

答：大家别担心，并不是看上去个子矮就是矮小症，有的孩子只是个子偏矮，家长不必过于紧张。所谓矮小症，是指在相似的生活环境下，孩子身高低于同种族、同性别、同年龄的平均身高 2 个标准差，每年生长速度低于 5cm 者，是有标准的。

70. 问：怎样才能判断孩子是不是发育缓慢?

答：一般来说，有这样几个指标：孩子 3 岁前，每年的生长速度小于 7cm；3 岁到青春期，每年的生长速度小于 5cm；青春期，生长速度每年小于 6 厘米。所以，建议家长每年可以在固定时间给孩子量量身高，做个记录。大家同时还可以用别的标准判断，比如，孩子始终比同班小朋友矮半个头，一条裤子可以穿两三年也不短。另外还有一个公式：身高 = 年龄 ×7+70(cm)，大家可以自己计算。假如孩子的确生长缓慢，最好采取一些措施，别抱着侥幸的心理，认为“孩子长个子晚，该长的时候自然会长的”。如果过了青春期，再想让孩子长个子就比较难了。

71. 问：想要让孩子长得高一点，除了补充营养和不能缺钙，还有没有什么特别需要注意的事项呢?

答：孩子长身高，大家要注意把握好两个关键期：第一个是 3 岁以前，尤其是早产儿，在这段时间需要奋起直追，一旦错过，这个差距基本很难再赶上了；第二个是青春期之前，等到了青春期再给孩子补钙或者注意营养，效果会大打折扣，一旦过了青春期那就更晚了。

72. 问：想让孩子长高点，吃什么药比较好呢？

答：如果孩子没有生长缓慢的现象，没有医治的必要，就不需要吃药。只要注意营养均衡，多吃富含蛋白质、钙等有利于长高的食物，如牛奶、瘦肉、鱼、豆制品等；多做跳跃性和伸展性运动，如跳绳、篮球、跑步、羽毛球、单双杠等；同时注意保证充足的睡眠，避免熬夜，以免影响生长激素分泌。如果孩子的生长的确需要干预，一定要到正规医院就医，千万不要盲目使用增高药，更不要随意听信广告，以免错过孩子生长的最佳时期。

73. 问：多给孩子补钙，是不是就能长高？

答：孩子的身高，除了70%取决于遗传因素，另外30%可以由营养、运动、睡眠、生活环境等后天因素决定，长高的关键是营养均衡而不是单纯补钙。所以，想要帮助孩子科学长高，我们可以从以下几个方面入手：摄入优质的蛋白质、矿物质等保证充足的营养；做一些弹跳伸展的运动，比如跳绳、吊单杠、游泳和各种球类活动，每次不少于30分钟，一周不少于3次；至于睡眠，早睡、充足睡眠可以保证生长激素的分泌。孩子最好晚上9点就上床休息，到夜里12点左右，生长素分泌呈现高峰值，孩子如果睡太晚肯定会影响到生长素水平。所以，单纯补钙并不能直接让孩子长高。

74. 问：我和老公身高都不算高，孩子能长高吗？

答：我们的身高是由先天和后天因素共同决定的，遗传所起的作用占70%。所以老实说，父母的身高对孩子的身高肯定是有影响的。

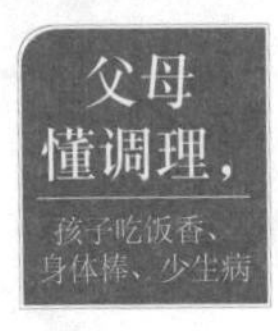

如果父母身高偏矮，孩子先天不足，那我们就应该从后天因素上努力，努力争取我们可以把握的那部分。

75. 问：孩子有生长痛，是不是跟缺钙有关呢？

答：生长痛的发生，是由于孩子在发育过程中，骨骼的生长速度较快，而肌肉和韧带的生长速度相对较慢，快慢不均，导致肌肉和韧带被牵扯而引起疼痛。它跟是否缺钙没有关系，补钙对生长痛的缓解也没多大帮助。当然，孩子正长身体的时候，还是要注意补钙的。假如确定孩子是生长痛，除非痛到不能忍受，大部分情况下，生长痛是不需要特别治疗的。医生也不会给孩子随意开止痛药。不过，我们可以用局部热敷、按摩帮孩子缓解疼痛。还要注意让孩子减少剧烈运动，多补充富含维生素 C 的蔬菜和水果，以及含有弹性蛋白和胶原蛋白的牛奶、骨头、核桃、鸡蛋，它们都可以促进软骨组织生长，帮助孩子减少生长痛出现的频率。

76. 问：怎样才能确定孩子的腿痛就是生长痛呢？

答：生长痛其实不大好判断，它是指儿童的膝关节周围或小腿前侧疼痛，如果这些部位没有任何外伤史，活动也正常，局部组织无红肿、压痛。检查之后，孩子患有其他疾病的可能性被排除了，就可以被认为是生长痛。但需要注意的是，家长千万不要把所有腿痛都归结为生长痛，因为青少年关节炎、骨折、恶性骨瘤、儿童白血病等疾病都伴随着腿部疼痛的症状。一般来说，生长痛的发生多半是断断续续的，如果孩子的腿部疼痛是持续性的，而且还伴随有其他症状，就很有可能是其他疾病造成的。

77. 问：没发现孩子有生长痛，是不是说明他长得不快？会长不高吗？

答：生长痛是一种自然的生长现象，是骨骼速度与周围的神经、肌腱、肌肉生长速度不同步引起的，这跟长多高没有太大关系。有些没有过生长痛的人还是会长得很高，同样，有生长痛的人，不一定就长得很高，两者没有必然联系。

78. 问：孩子胃口不好，老是挑食，不爱吃肉，会不会营养不良啊？

答：不管孩子目前有没有营养不良，挑食都是个大问题，也是不可以纵容的毛病。长期挑食很有可能会引起营养失衡，所以还是要尽量从饮食上入手做一些调整，让孩子能够接受肉食。比如把肉和孩子爱吃的食物混在一起，慢慢让他接受。如果担心现在已经营养不良，可以去医院做个检查。

79. 问：听说可以给孩子做微量元素检查判断是否缺乏。是不是这样的？

答：这项检查目前已经被叫停了，健康孩子没有查微量元素的必要。因为微量元素在人体中原本含量就极少，仅仅靠几滴血做出的检测，其结果会受到采取的标本量和孩子身体条件等客观条件的影响，会有组织液混入，结果偏低。这个结果原本不是很可靠，如果以此为依据给孩子补充微量元素，未必会有益。所以，只要孩子进食正常，营养均衡，根本没有必要额外补充微量元素，家长也不用总担心孩子缺某些元素。

80. 问：怎样判断孩子的免疫力好坏呢？

答：严格来说，孩子的免疫力不能单纯以是否“容易生病”或者感冒的次数多少来衡量。比如，有的孩子一年可能就感冒一次，但正常人感冒通常 3~5 天就好了，他 2 周了还不能恢复，而且还发展成肺炎了，这样的孩子免疫力也是比较低的。通常免疫力的评估主要靠两方面，一是临床表现，二是免疫功能的实验室检测。轻度的免疫力降低，一般实验室是检测不出来的，主要靠临床表现来判断。重的免疫力低下，其实就是免疫缺陷，通过细胞免疫、体液免疫、吞噬功能三方面的检测一般都可以被发现，这种免疫低下是比较严重的，具体治疗措施请遵医嘱。

81. 问：听说免疫力强的孩子不易生病，怎样才能提高孩子的免疫力？可以服用一些保健品吗？

答：其实大部分经常感冒的小孩子都属于生理性免疫低下，是很正常的，家长不必过分担心。除非是免疫缺陷的孩子，否则大家通常所认为的那种“容易生病”的免疫力偏低，要想提高，主要依靠规律的生活；养成运动的习惯，让身体协调灵巧；做到均衡饮食，多喝水，保持黏膜湿润；培养良好的卫生习惯，防止病从口入；不随意服用抗生素，让免疫系统得到锻炼。对于暂时的生理性免疫力低下，不建议大家随意服用保健品，也没有必要服用增强免疫力的药物。

日常保健预防篇

82. 问：给孩子推拿真的能治病吗？

答：跟其他中医治疗手法一样，没有人能保证推拿可以包治百病。一般来说，推拿的适应证，以消化道疾病和呼吸道疾病为主，感冒、发烧、肠炎、睡眠障碍、厌食等病症是小儿推拿的优势。一般的常见病都能治疗，比如腹泻、便秘、呕吐、腹痛、感冒、咳嗽、遗尿、惊风、肺炎喘咳、疳疾、厌食、积滞、夜啼等病症，推拿都可以作为辅助疗法，帮助提高疗效，缩短疗程。不过，对于体质比较弱的孩子，推拿还可以起到保健防病的作用。我更建议大家把它当作日常保健手法，如果碰到疾病比较重大而且发病比较急或者孩子不适应推拿，当然需要去医院接受治疗。

83. 问：多大的孩子可以做推拿呢？

答：如果是小儿推拿，一般适用于 10 岁以下的儿童，5 岁以下疗效更好。如果是已经成年的孩子，就可以按照成人推拿的手法进行。

84. 问：总感觉推拿很难学，那么多穴位，还有好多手法，我们该怎么选择呢？

答：这个问题不是一两句话就能说清楚的，就像我无法回答“孩子生病了吃什么药？”这样的问题。具体用哪些穴位推拿，轻重以及次数，都要视孩子身体状况而定。当然，不管是采用哪种手法，小儿推拿都强调轻快柔和、平稳着实，以“按摩掐揉推运搓摇”为主。而且，推拿过程中，轻重缓急有严格要求，一分钟按揉多少次，是顺时针还是逆时针，上推还是下运都有讲究，而且都要根据病情来确定，并不适合一概而论。

85. 问：家长可以自己在家给孩子推拿吗？

答：当然可以。作为一种日常保健手法，家长给孩子做小儿推拿是没问题的，但前提是你的动作正确，不会伤害孩子，而且，最好是在孩子没有生病的情况下。由于方法简便、无痛苦、安全可靠等特点，把推拿作为保健手段是相当不错的，可以促进孩子生长发育、预防疾病。比如，摩腹、捏脊、按揉足三里等，都是不错的小儿保健推拿手法，可以经常给孩子做。

86. 问：小儿推拿和成人推拿一样吗？

答：肯定不一样，而且两者有很大不同。主要体现在两方面：首先，推拿的穴位不同。小儿推拿的穴位基本集中在手上和腹部。其次，推拿的力度不同。由于孩子肌肤娇嫩、神气怯弱，因此在推拿治疗时，要特别注意手法，强调轻柔、渗透，要求轻快柔和、平稳扎实。手法上有补有泻，讲究是相当多的。

87. 问：给孩子推拿的时间怎么把握呢？是越久越好吗？

答：显然不是，凡事都有一个度，不是越久越好。有些老人家给孩子推拿，一按就是 1 小时，实际上完全没有这个必要。一般只需按

15 分钟，最长不超过 20 分钟，100~300 次，后面按的就基本没有效果了，而且可能导致下次推拿不敏感。捏脊也不要一捏捏半小时，每天 8~10 行（从下到上一次为 1 行），1 岁以下 5 行就够了。

88. 问：孩子小，不肯配合推拿怎么办？能不能等他睡着了再做？

答：孩子并不清楚推拿对他的意义，所以不配合甚至抗拒都是很正常的。但其实孩子基本上都是比较喜欢家长触碰自己的，而且给孩子推拿的手法比较轻柔，并不痛苦，所以很少有孩子反感家长给自己推拿。不过，假如是在医院推拿，孩子哭闹可能是对医生的恐惧和对陌生环境的畏惧。所以，假如是自己在家推拿，孩子却不配合，我们要考虑孩子是不是身体不舒服，或者自己手法太重。不建议等他睡着再做。

89. 问：孩子长了湿疹，涂了药膏但老是反复，请问湿疹可以通过推拿治疗吗？如何操作？

答：对于湿疹这种过敏性炎症性皮肤病，单靠推拿恐怕见效不够快。建议可以把推拿作为辅助手段，结合药物、食疗一起来保证疗效。一般来说，推拿手法可以采用清肺经 200 次，清大肠经 200 次，补脾经 200 次，并且坚持每天给孩子捏脊。

90. 问：孩子脾胃虚弱，用推拿按摩该如何调理呢？

答：孩子脾胃虚弱，可以选择补脾经、揉板门、摩腹、捏脊、揉中脘

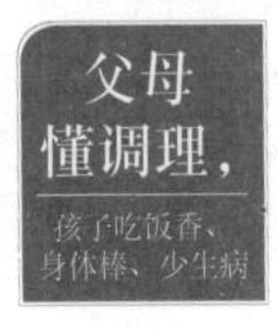

等方法调理，提高孩子正气和抗病邪能力。尤其推荐捏脊，可以每天给孩子捏捏脊，调理脾胃的效果会比较好。

91. 问：孩子时不时就会便秘，除了按摩腹部，还可以怎样做呢？

答：除了轻轻按揉腹部，还可以给孩子调理脾经，具体做法是用拇指面在孩子拇指外缘，由指尖到指根来回直推 200 此。还可以揉天枢穴，这个穴位在孩子肚脐两旁约两寸的位置，找到之后揉动 200 次。除了按摩，主要还是要注意结合饮食调理。

92. 问：现在空气很差，有没有什么办法可以预防孩子得鼻炎呢？

答：对于这糟糕的空气，我们能做的除了让孩子少接触雾霾之外，还可以宣通鼻窍，补脾益肾，提高孩子自身机体免疫功能。具体手法，主要以鼻部的局部保健按摩为主，比如揉鼻根、捏鼻孔、揉鼻梁，或者按迎香、百会、合谷、风池等穴位。

93. 问：孩子生病了，可以只用推拿吗？还需要打针吃药吗？

答：这要看孩子生的是什么病，而且还要结合病因来确定。比如，如果孩子只是简单的落枕，可以只用推拿；但假如是肺炎之类的疾病，肯定不能只用推拿；至于腹泻这样的疾病，虽然推拿疗效不错，但是否可以只用推拿，也要根据病因和病情判断。如果孩子是脾虚泻，而且病情不严重，为了避免药物伤及脾胃，可以尝试只用推拿。但假如孩子已经出现了脱水、电解质紊乱等情况，要马上送医院，因为这时候单靠推拿肯定不行。

94. 问：如果没有找准穴位，会对孩子身体有伤害吗？

答：小儿推拿跟成人推拿有一个不同之处，大家应该也发现了，那就是他们的操作部位，既有点，也有线、面，并不像成人穴位只局限于点状穴位。总体来讲，小儿推拿对穴位的定位精准度相对而言要宽松一些，如果穴位定位不太准确，可能会影响效果甚至无效，但不会有反作用，不会对孩子身体有伤害。

95. 问：孩子多大就可以贴“三伏贴”了呢？

答：一般 6 个月以上的宝宝都能贴。但 2 岁以内的宝宝，由于皮肤比较娇嫩，建议由医生诊断后，遵医嘱进行贴敷。

96. 问：贴“三伏贴”的最佳时间是什么时候呢？

答：通常认为，“三伏”第一天是最佳治疗时间。但从理论上讲，“三伏贴”是利用整个三伏节气的气候特点来发挥疗效的，只要在三伏期间使用，都能达到一定的预防和治疗作用，提前或错后一两天，疗效一般不会有太大影响。

97. 问：“三伏贴”应该贴多长时间呢？

答：孩子一般每伏贴 1~3 次，三伏共 3~9 次，每次根据宝宝年龄贴 3~6 小时不等。医生会根据宝宝的年龄和体质确定宝宝的贴敷时长，建议大家去医院贴。

98. 问：如果孩子身体不舒服，还可以贴“三伏贴”吗？

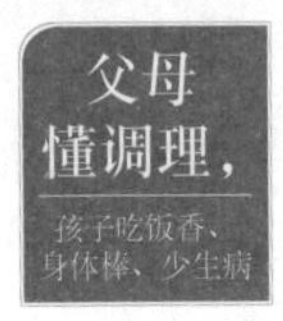

答：这要根据孩子是哪种不舒服来决定。敷贴治疗主要是通过药物对穴位的刺激发挥作用，不同体质孩子的皮肤对药物刺激的敏感程度不同，有些皮肤敏感的孩子贴敷后局部皮肤会出现皮疹、水疱。但总的来说，只要在专业医生指导下正确选择适应证，“三伏贴”的不良反应还是很小的。但如果孩子有发烧、咽痛等症状，还是应该暂缓贴“三伏贴”。建议大家去医院贴敷，让医生给出专业判断。

99. 问：给孩子穴位贴敷的时候，有什么禁忌吗？

答：孩子每次敷贴一般持续 3~6 小时，在此期间建议不要洗澡。敷贴治疗前，最好给孩子洗个澡。贴敷当天要避免吹空调、电扇。因为出汗过多容易导致药膏脱落，因此贴敷时最好给孩子穿宽松且透气性好的衣服，并提醒孩子不要剧烈运动。贴敷后不要给孩子吃牛羊肉、桂圆、荔枝、杧果等热性水果，冷饮和油腻的食物也最好不要食用。脾胃虚弱的孩子，还应该限制甜食的摄入量。

100. 问：给孩子推拿按摩的时候，怎样才能找准穴位呢？

答：自己取穴，可以说是日常保健中最难的一步。因为中医定穴是一门高深的学问，需要在实践中熟练掌握。在描述穴位的位置时，通常都会告诉大家距离某个标志性位置几“寸”，需要提醒大家注意的是，中医取穴时所说的“寸”，并不是日常生活中度量长度所用的寸，它是指“同身寸”，也就是以患者本人体表的某些部位（比如手指）折定分寸，作为量取穴位的长度单位。

这里简单给大家介绍一下取穴方式：你的拇指关节的宽度，就是你自己的一寸；食指、中指合并在一起的指节宽度，是你的一寸半；食指、中指、无名指合并在一起的指节宽度，是你的二寸；食指、中指、无名指和小指者四指并拢，以中指中节横纹处为准，这四指并拢的宽度，就是你自己的3寸。

大家一定要记得，这里的寸只是一种相对值，每个人的值都不一样。在给孩子按摩的时候，一定要用他自己的手指来取穴，否则是找不准穴位的。如果找准了穴位，按上去的时候有酸、麻、胀、痛、困等感觉，如果没有感觉，要么是穴位没找对地方，要么是找对地方了但是这个穴位根本不畅通。